TRINITY

Lumira

Geistiges Heilen

Revolutionäre Wege zu
Selbstheilung und Regeneration

TRINITY

Dieses Buch dient der Information über eine Methode der Selbsthilfe und Bewusstseinsentwicklung. Wer sie anwendet, tut dies in eigener Verantwortung. Die Autorin beabsichtigt nicht, Diagnosen zu stellen oder Therapieempfehlungen zu geben. Die hier vorgestellten Verfahren sind nicht als Ersatz für ärztliche oder psychotherapeutische Behandlung bei ernsthaften Beschwerden zu verstehen.

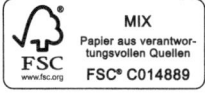

© 2014 Trinity Verlag in der Scorpio Verlag
GmbH & Co. KG, Berlin · München
Umschlaggestaltung: Guter Punkt, München
Umschlagmotiv und Foto der Autorin: © Lumira
Satz: BuchHaus Robert Gigler, München
Druck und Bindung: Pustet, Regensburg
ISBN 978-3-95550-086-3

Alle Rechte vorbehalten.

www.trinity-verlag.de

Der Schlüssel zum Wandel liegt darin,

all seine Energie zu fokussieren,

nicht darauf, das Alte zu bekämpfen,

sondern darauf, Neues zu erschaffen.

Sokrates

Inhalt

Einleitung 9
Meine persönliche Geschichte 12
Über die Arbeit mit diesem Buch 17

Teil I: Einführung in das Geistige Heilen der neuen Zeit 21

Was ist Gesundheit – was ist Krankheit? 22
Leben und Heilen in der fünften Dimension 26

Teil II: Grundlagen des Geistigen Heilens 45

Fokussierung der Aufmerksamkeit 46
Dein Körper als Diagnoseinstrument 50
Der Energiekörper des Menschen: die Chakren 55
Der Energiekörper des Menschen: die Aura 78
Aurasehen 85
Channeling – die Stimme deines höheren Selbst 92

Teil III: Methoden der Geistigen Heilung 107

Wieder im Einklang 109
Entgiftung und Harmonisierung als Basis jeder Behandlung 112
Heilen mit Lichtmedizin 130

Teil IV: Heilung konkreter Symptome   135

Heilung in der neuen Zeit   136
Das entwickelte Gehirn   139
Eine gesunde Wirbelsäule   146
Allergien und der Weg der Selbstannahme   156
Das Herz und die fünfte Herzkammer   161
Ein gesunder Körper   169
Die Zähne und damit verbundene Themen   182

Teil V: Universelle Prinzipien   195

Annahme und Liebe   196
Bewusstes Leben und Sterben als persönlicher Aufstieg   198
Zeit ist eine Illusion   217
Heilung der Erde   222
Prinzipien eines Heilers   226

Schlusswort   231
Anhang   232
Register   234

Einleitung

Geistiges Heilen ist eine völlig neue Dimension des Heilens. Es ist die Heilmethode der neuen Zeit, in der wir aufgerufen sind, selbstverantwortlich hinter die Symptome unseres Körpers zu blicken und die wahren Ursachen von Krankheiten zu erkennen.

Nie zuvor hat die Schulmedizin so viele Geräte und Pillen zu unserer Heilung auffahren können, und nie zuvor standen uns so zahlreiche alternative Heilmethoden aus Ost und West zur Verfügung. Trotzdem werden wir dadurch nicht gesünder und bekommen von den Ärzten keine nachhaltige Unterstützung, werden mit Medikamenten voller Nebenwirkungen abgespeist oder völlig falsch diagnostiziert. Wir erleben, dass bewährte Ansätze wie die Homöopathie oder Bach-Blüten plötzlich nicht mehr greifen, und stehen mit unserer Angst vor Krankheit und Tod allein da.

Doch jeder Mensch ist von Natur aus gesund, ganz und vollkommen. Unser Körper besitzt ein immenses Selbstheilungspotenzial, das in der modernen Medizin völlig außer Acht gelassen wird – mit Ausnahme der Placeboforschung, wo in zahlreichen Studien bewiesen wird, dass der Körper auch ohne Pillen und operative Eingriffe gesunden kann.

Um die Selbstheilungskräfte des Körpers zu aktivieren, müssen wir lernen, auf seine leisen Symptome zu hören, und uns den Ursachen für die Symptome zuwenden. Diese liegen oft tief in unserem Unbewussten und in abgespaltenen Seelenanteilen verborgen. Wenn der Körper krank wird, so heißt es innezuhalten, um das ganze Leben zu betrachten, unser Innerstes zu erforschen und die wahre Ursache der Krankheit zu finden. Dann kann wirkliche Heilung von innen heraus entstehen, eingebettet in die Schwingung der Liebe.

Geistiges Heilen erfolgt durch das höchste Bewusstsein Gottes, mit dem wir uns verbinden und das durch uns hindurchfließt, um Körper, Seele und Geist zurück in eine Harmonie zu bringen. Es bietet hochwirksame und innovative Techniken, die du mithilfe dieses Buches erlernen kannst.

Teil I beschäftigt sich tief mit der Frage, was Krankheit wirklich ist und welchen Veränderungen wir Menschen in der fünften Dimension unterliegen. Das Leben in der Schwingung unserer neuen Zeit eröffnet uns einen Weg, um uns tief greifend zu entwickeln, wieder ganz zu werden und mit allem um uns herum verbunden zu sein.

Teil II führt ein in die Grundlagen des Geistigen Heilens, zu denen das Aurasehen und Channeling gehören. Du lernst, deine Aufmerksamkeit zu fokussieren und deinen Körper als Diagnoseinstrument einzusetzen. Das Wissen über den energetischen Körper, die Chakren und die Aura eröffnet dir eine neue Dimension der Wahrnehmung. Im Kontakt mit deinem höheren Selbst nimmst du die Stimme der inneren Weisheit und ihre Botschaften wahr, die dir den Weg zu deiner Heilung aufzeigen.

In **Teil III** lernst du, universelle Liebe fließen zu lassen und daraus Lichtmedizin herzustellen – die Medizin der neuen Zeit.

In **Teil IV** wenden wir uns den verschiedensten Symptomen des Körpers zu, um mithilfe von Meditationen und Heilbotschaften zurück in die Ganzheit zu finden.

Die universellen Prinzipien in **Teil V** verschaffen dir einen tiefen Einblick in das bewusste Leben und Sterben auf dem Planeten Erde und den Aufstieg deiner Seele in das höchste Bewusstsein.

All diese Techniken ermächtigen dich, zu deinem eigenen Heiler und dem Schöpfer deines Lebens zu werden. Denn in der neuen Zeit geht es darum, wieder ein unabhängiges, selbst denkendes, schöpferisches Wesen zu werden und die volle Verantwortung für sich selbst und für seine eigene Gesundheit zu übernehmen.

Bei der Geistigen Heilung gibt es keine Nebenwirkungen, aber es können mitunter Erstverschlimmerungen auftreten, die dir anzeigen, dass der Prozess der Heilung eingesetzt hat. Diese kleinen Symptome verschwinden meistens innerhalb von zwei bis drei Tagen. Geistiges Heilen ersetzt jedoch keinen Arzt und keine Therapie; besonders bei chronischen Krankheiten und bei akuten Symptomen sollte man ohne Absprache mit einem Heilpraktiker oder Arzt nicht gleich alle Medikamente absetzen. Sei etwas geduldig mit dir. Wenn dich die Krankheit über viele Jahre begleitet hat, kann es etwas Zeit in Anspruch nehmen, bis alle Themen in dir behandelt und in Harmonie gebracht sind. Da bei der Geistigen Heilung Themen angesprochen werden, die sich tief in unserem Unbewussten verbergen können, kann es angebracht sein, den Heilungsprozess von einem Heilpraktiker, Arzt oder Therapeuten begleiten zu lassen.

Du bist und bleibst der Schöpfer deiner Welt und deines Körpers, die Heilung erfolgt von innen durch deine Entscheidung, heil zu sein, durch die fokussierte Absicht und gezielte, bewusste Verbesserung deines Lebens.

Ich wünsche dir viel Freude beim Lesen. Möge das Buch dich zu dir selbst führen und deine Heilung unterstützen.

Lumira

Meine persönliche Geschichte

Damit du mit mir und meiner Arbeitsweise vertrauter wirst, möchte ich dieses Buch mit meiner eigenen Geschichte beginnen. Vielleicht findest du dich selbst in einigen Erfahrungen wieder, die ich in diesem Leben gemacht habe.

Ich wurde in Kasachstan geboren und wuchs in der Ukraine auf, meine Muttersprache ist Russisch. Ich bin ein Indigokind und seit meiner Kindheit hellsichtig. Erst nach vielen Jahren und durch stete Arbeit an mir selbst habe ich gelernt, meine Fähigkeiten für mein eigenes Wohl und das Wohl des Ganzen einzusetzen. Ich habe gelernt, ich selbst zu sein, ohne mich verstellen zu müssen, und dabei meine geistigen Fähigkeiten zu nutzen. Dazu gehört unter anderem, Organe, Zellen, die Aura, Chakren, den Energiefluss, Zukunftsfelder und Wesenheiten um uns herum gezielt wahrzunehmen und geistig zu heilen. Dies war ein intensiver Prozess, denn ich musste meine starken Wahrnehmungen steuern lernen, statt mich immer mehr von meiner Umwelt abzukapseln. Inzwischen muss ich nicht mehr ständig alles um mich herum sehen und spüren, und auch wenn ich mich nicht als vollkommen gesellschaftstauglich bezeichnen würde, habe ich mich doch gewissermaßen gegen die meisten Energien immunisiert und gelernt, mich zu schützen.

In meiner Kindheit war ich oft gefangen in dunklen Bildern von Geistern und verworrenen Energien, die ich wahrnahm. Heute weiß ich, dass mein Stirnchakra damals zwar geöffnet, aber in keinem harmonischen Zustand war. Darum nahm ich überwiegend niedrig schwingende geistige Wesen wahr, die mich dann in Albträumen verfolgten und quälten.

Die Welt der Erwachsenen erschien mir als Kind wie eine große Lüge, und sie machte mir auch Angst, denn ich erkannte, wie manche Autoritätspersonen ihre Macht ausspielten und sich über die Kinder erhoben, obwohl diese oft über ein natürliches Wissen verfügten und die Erwachsenen ihnen besser hätten zuhören sollen. Daher fühlte sich meine Zeit im Kindergarten und in der Schule wie eine Bestrafung an. In der Schule weigerte ich mich, das sogenannte Wissen in mich aufzunehmen, und machte schon bald keine Hausaufgaben mehr. Da ich aber ein gutes Gedächtnis hatte und darüber hinaus telepathisch wie auch energetisch spürte, was die Lehrer von mir hören wollten, absolvierte ich eine Klasse nach der anderen, bis ich endlich meinen Abschluss machen konnte.

Schon als Kind hatte ich ein gutes Gespür für Menschen und konnte mich in ihre Gesellschaft einfinden. Aber ganz tief in mir wusste ich immer, dass ich nur eine Rolle spielte und nie ich selbst sein konnte, weil ich irgendwie anders war, wie nicht von dieser Welt. Auch meine Familie verstand mich nicht wirklich; sie fanden mich seltsam, machten oft Witze über mich und nahmen mich nicht ernst. Ich selbst konnte ich nur dann sein, wenn ich allein war. In meiner Einsamkeit gab ich mich meiner wirklichen Welt hin: der Welt der Märchen, der guten Feen und Zauberer, die für mich viel realer war als die Welt all dieser unechten Menschen, die anderen und sich selbst ständig etwas vormachten. Das war keine Fantasiewelt, es war meine wirkliche Welt. Mein Vater sagte oft ironisch zu mir: »Der Dumme langweilt sich nie«, weil ich stunden-, ja tagelang nur mit mir selbst sein konnte. Dabei war ich nicht allein. Ich hatte geistige Freunde, so wie unseren Hausgeist, den ich Kusja nannte, und auch andere Wesen aus der elementalen Welt. Das heißt nicht, dass ich keine Freunde aus Fleisch und Blut hatte, ganz im Gegenteil, ich war immer von Menschen umgeben, und viele Kinder in meiner Klasse wollten mit mir befreundet sein. Solche Freundschaften waren für mich einerseits spannend und andererseits sehr anstrengend: spannend, weil ich dadurch viele Rollen spielen konnte, und anstrengend, weil ich nie ich selbst sein konnte, denn ich glaubte, so, wie ich war, nicht in die Gesellschaft hineinzupassen. Ich hatte immer das Gefühl, mich nach außen hin so geben zu müssen wie alle anderen. Durch diese ständigen Anpassungen ging ich fast kaputt. Das Leben empfand ich bald nur noch als schwer und düster, so wie auch die Partnerschaften, die ich als junge Frau führte und die nie sonderlich lange hielten.

Irgendwann erkannte ich: Entweder ich beginne das zu leben, was ich bin, oder ich höre ganz auf zu leben. Ein richtiges Leben kann man nur aus innerer Wahrheit heraus führen, ohne sich darüber Sorgen machen zu müssen, was andere über einen denken und sagen werden. Ein solches Leben basiert nicht auf Angst, sondern auf Vertrauen und Liebe. Nach und nach hörte ich auf, falschen Zielen hinterherzujagen und dadurch mein eigenes inneres Wesen zu verfälschen. Und so gelangte ich endlich nach Hause, zu mir selbst.

Im Leben eines jeden von uns geht es darum, die persönliche Wahrheit zu finden und diese zu leben. Das ist ein Weg, den jeder nur allein gehen kann, um bei sich selbst anzukommen. Vorausgesetzt, man traut sich zu gehen und auf allen Ebenen so zu sein, wie man ist, ohne sich ständig an andere Menschen und Umstände anzupassen. Wenn man Angst davor hat, was die anderen sagen, geht man nicht seinen Weg, sondern den Weg der anderen, der einen immer in die Irre statt nach Hause führt.

Als Kind fühlte ich mich mit meiner Großmutter väterlicherseits stark verbunden, denn auch sie war anders als all die übrigen Erwachsenen. Die Menschen fanden sie sonderbar, denn sie war aus der Gesellschaft ausgestiegen und folgte ihren eigenen Ideen. Für mich war sie echt; sie verstellte sich mir gegenüber nie und war immer für mich da. Von ihr fühlte ich mich wirklich so geliebt, wie ich bin. Als ich mit meinen Eltern aus Kasachstan in die Ukraine zog, war ich Tausende von Kilometern von ihr getrennt und fühlte mich plötzlich sehr allein und unverstanden. Meine Oma verstarb 1988.

Mit 21 Jahren reiste ich nach Deutschland aus und lernte hier die deutsche Sprache. Eine Weile danach erschien meine Großmutter mir als lichtvolles Wesen und blieb in diesem Zustand mehrere Jahre bei mir. Sie war nicht ständig um mich, aber immer dann, wenn ich sie brauchte und wenn es um meine nächste Lernaufgabe ging. In dieser Zeit bildete sie mich als Heilerin und Seherin aus, durch sie erlernte ich die schamanische Kraft. Dies war meine härteste und strengste spirituelle Schule, die viel Disziplin und Ausdauer von mir verlangte. In jener Zeit habe ich immer mehr negative Verhaltensmuster, Gewohnheiten und Abhängigkeiten abgelegt und viele sogenannte Freundschaften und Beziehungen aufgelöst, bis ich ganz frei war und meinen Weg endlich allein gehen konnte. Ich erkannte, dass die innere Kraft erst dann erwacht und zu fließen beginnt, wenn man sich mit ganzer Aufmerksamkeit sich selbst zuwendet und sich so annimmt, wie man ist.

Heute bin ich eine reife Heilerin. Heilerin oder Medizinfrau zu sein bedeutet für mich nicht, mit Federschmuck um ein Feuer zu tanzen und mystische Rituale mithilfe magischer Gegenstände abzuhalten. Es heißt vielmehr, mit allem in unserem Kosmos verbunden zu sein, verbunden zu leben, und zwar immer und überall, in sämtlichen Bereichen des Lebens. Es bedeutet, dass der heilige Raum – die geistige Welt – sich mit dem Alltag verwebt und eins mit uns wird.

Alles ist für mich beseelt, alles mit der geistigen Welt verknüpft. Ob ich koche, putze oder heile, ich bin stets mit meiner tiefen inneren Kraft verbunden und handle in Achtsamkeit. Mein ganzes Leben ist für mich ein großer geistiger Tanz. Meine Fähigkeiten zu sehen, zu hören, zu empfangen und zu erkennen fühlen sich für mich heute endlich rund und stimmig an. Zwar fühle ich mich immer noch, als wäre ich nicht von dieser Welt, aber ich bin dennoch eingewoben in das Leben um mich herum, verwurzelt und vereint in allem, was ich bin, was ich war und jemals sein werde. Ich muss heute niemandem mehr etwas beweisen, ich lebe einfach mein Leben.

Das Thema Geistiges Heilen beschäftigt mich schon mein Leben lang. Ich bin als Heilerin geboren und war immer bestrebt,

Heilung und Harmonie um mich herum herzustellen. Das ist meine Lebensmission. Schon als Kind habe ich bewusst oder auch unbewusst durch meine Präsenz und meine Energie Dinge und Menschen in Harmonie gebracht. Ich habe meine Freundinnen beraten, ihnen Karten gelegt, mir ihren Kummer angehört und immer einen Rat gefunden.

Nach der Schule absolvierte ich eine Ausbildung zur Krankenschwester und arbeitete im Krankenhaus auf der onkologischen Station. In dieser Zeit lernte ich, meine Fähigkeit der Geistheilung bewusst einzusetzen. Mein Onkel war ebenfalls ein sehr guter Geistheiler. Er kam aus Kasachstan nach Odessa, als ich bereits als Krankenschwester dort arbeitete, und ich lernte intensiv bei ihm und behandelte in seiner Praxis.

Unser Geist kann heilen, kann die Materie und die Energieflüsse verändern. Wir alle sind geistige Wesen, aus dem Stoff der göttlichen Matrix gewebt. Wir alle können uns und andere verändern, harmonisieren und heilen. Auch du.

Über die Arbeit mit diesem Buch

Das vorliegende Buch ist für alle gedacht, die nach Heilung und Wahrheit streben. Es eignet sich für Einsteiger wie auch für Fortgeschrittene. Ich empfehle dir, es vom Anfang bis zum Ende durchzuarbeiten und dich anschließend auf die Kapitel zu konzentrieren, die dich besonders interessieren. Du findest in diesem Buch zahlreiche Übungen und Meditationen. Lies sie dir am besten zuerst durch, und praktiziere sie dann. Vielleicht möchtest du die Texte auch auf einem Tonträger aufnehmen oder dir von einem vertrauten Menschen vorlesen lassen, während du übst. Auf der beiliegenden CD findest du neben verschiedener Übungen für deine persönliche Reinigung und Aktivierung auch eine Meditation zur Energieübertragung.

Track 5

Wenn wir etwas Interessantes erfahren, beginnen wir es oft auf unsere Umgebung zu projizieren. Wir überlegen, wem dieses Wissen alles nutzen könnte. Wenn du in dir den Drang verspürst, jemanden zu heilen und zu verändern, denke daran: Im Grunde geht es um dich selbst. Verändere dich, heile dich und deine Welt um dich, dann werden auch deine Welt und deine Mitmenschen heiler werden. Oft ist man versucht, die Welt von außen zu verändern, aber das kann nicht funktionieren, denn sie kann nur von innen heraus verändert und geheilt werden. Bevor du dich also deinen Mitmenschen zuwendest, nimm dir zuerst ausreichend Zeit für dich, und kläre deine eigenen Themen und Symptome. Denn wir können nichts geben, das wir selbst noch nicht besitzen.

Als Heiler unterliegen wir ethischen Grundsätzen. Heilen darf ich all die Menschen, die mich um Hilfe gebeten haben und bei denen es sich für mich stimmig anfühlt. Bei allen anderen Menschen halte ich mich zurück. Ohne ausdrückliche Zustimmung sollte ich mich nicht in fremde Energiefelder begeben und mich stattdessen darin üben, meine Mitmenschen so anzunehmen, wie sie sind – in Gesundheit oder Krankheit. Jeder Mensch hat ein Recht auf seine persönliche Entwicklung, seine eigene Meinung und seinen Lebensstil.

Wenn es mich jedoch zutiefst stört, dass jemand leidet, dann kann ich mich dem Aspekt in mir selbst zuwenden, der mit diesem Menschen mitleidet. Wenn zum Beispiel meine Freundin leidet, aber keine Hilfe von mir annehmen will, heile ich meine Sichtweise auf diese Situation, bis ich das Gefühl habe, dass ich meine Freundin vollkommen so annehmen kann, wie sie ist, ohne dass ich an ihr herumdoktern muss.

Auf diese Weise kümmern wir uns um die eigene Heilung und Ganzwerdung. Experimentiere, und mache deine eigenen Erfahrungen mit den beschriebenen Praktiken, um den Heilprozess in dir zu festigen.

Alles, was ich hier aufgeschrieben habe, basiert auf meiner persönlichen Wahrheit. Es sind Dinge, die ich selbst erlernt, erkannt und angewendet habe. Es ist Wissen, das ich aus mir, aus meinem höheren Selbst empfangen und an das ich mich wieder erinnert habe. Vielleicht stellst du fest, dass du das, was ich im Folgenden beschreibe, selbst schon geahnt, gespürt oder gewusst hast. Dass es Themen sind, die auch du ähnlich erlebt und erkannt hast. Und das ist wunderbar, denn es bestätigt dich auf deinem Weg. Alles Lernen ist nichts anderes als eine Erinnerung. Du beginnst dich zu erinnern, du löst Illusionen und Begrenzungen auf und verbindest dich mit deinem universellen Wissen.

Möge es dich zu deiner Ganzheit führen.

Teil I:
Einführung in das Geistige Heilen der neuen Zeit

Was ist Gesundheit – was ist Krankheit?

KRANKHEIT IST EINE ILLUSION

Jeder Mensch ist von seiner Natur her vollkommen, ganz und gesund. Alles, was vom diesem Bild abweicht, ist eine Illusion, auf der wir unser Leben gründen. Krankheit gehört somit auch der Illusion an. Sie ist ein Herausfallen aus der Einheit allen Seins und aus der Schwingung der bedingungslosen Liebe.

Niemand kann uns zurück in die Einheit führen, wenn wir selbst nicht bereit dazu sind, diesen Schritt zu tun. Jeder Mensch ist daher sein eigener Heiler, denn eine Heilung von außen gibt es nicht. Zuweilen begegnen wir einem Menschen, der durch ein Gespräch oder seine Energie einen Heilprozess in uns anregt. Jede höhere Schwingung kann uns einen Anstoß geben oder wie ein Katalysator wirken, um zurück zur eigenen Ganzheit und bedingungslosen Liebe zu finden. Doch der Prozess läuft immer in uns ab.

Wir haben Angst vor Krankheiten und dem Tod, weil wir uns in unserem Geist selbst beschränken und denken, Krankheit bedeute Leid und der Tod das Ende. Krankheiten sind jedoch keine Feinde, sondern bieten die Chance, geistig, seelisch und sogar körperlich zu wachsen, sich zu entwickeln und zu erneuern. In diesem Sinn sind Krankheiten Freunde, ein persönlicher Weg zu uns selbst und zu unserer wahren Bestimmung. Aus diesem Grund halte ich nicht viel davon, Symptome durch Tabletten, Operationen oder andere Verfahren zu unterdrücken, wie es in der Schulmedizin üblich ist, denn sie kann die Botschaft unserer Seele blockieren. Dann erkennen wir nicht, warum wir eine Krankheit bekommen haben und welche Botschaft sie beinhaltet.

DIE WEISHEIT DES KÖRPERS

Alles geschieht nach einer universalen Gesetzmäßigkeit. Unser Körper ist weise und hat immer recht. Symptome jeder Art kommen niemals aus dem Nichts heraus; ein Organ gibt nicht einfach seine Funktion auf, und wir bekommen nicht zufällig eine Erkältung. Unser Organismus ist Teil einer komplexen Welt, die in sich verbunden und verwoben ist mit all unseren Gefühlen, Gedanken, Erwartungen, Reaktionen, inneren Mustern und unserem Lebensumfeld. Wie kann man nur einzelne Symptome behandeln und das Gesamtbild dabei außer Acht lassen? Wir müssen endlich erkennen, dass unser biologischer Körper mehr ist als die Summe dessen, was die Wissenschaft darüber herausgefunden hat. Wenn wir krank sind, gibt es die unterschiedlichsten Gründe dafür. Diese Ursachen zu finden ist viel wichtiger als die Behandlung des Symptoms selbst, denn wenn man die Wurzel davon nicht versteht, kann keine wahre Heilung stattfinden. Und so enthält jede Krankheit eine positive Absicht, ein kostbares Geschenk. Wenn wir bereit sind, dieses Geschenk bedingungslos anzunehmen, werden wir bereichert.

Unser Körper ist unser Verbündeter. Wir selbst sind unser Körper, jede Zelle unseres Körpers sind wir selbst. Unser Körper leitet und schützt uns vor einem falschem Lebensstil, destruktiven Gedanken, zerstörerischen Redewendungen und belastenden Gewohnheiten. Er gibt uns durch verschiedenste Symptome Hinweise darauf, wie wir uns selbst finden, unsere Göttlichkeit und Ganzheit in uns erfahren und dadurch unsere gesamte Schwingung erhöhen können. Doch meist vertrauen wir weder unserem Körper noch unserer Intuition oder dem Gefühl. Wir laufen blind umher und versuchen, Antworten und Heilung im Außen zu finden. Dabei befindet sich alles bereits in uns.

Wenn dein Körper krank geworden ist, so heißt es für dich, innezuhalten, dein ganzes Leben mit all seinen Facetten anzuschauen, deine innere Welt zu erforschen und die Ursache zu finden. Wenn du auf diese Weise auf die Symptome deines Körpers reagierst, verschwinden sie meist von alleine. Erklärt man einem kranken Menschen, wie wichtig es ist, sich selbst und sein Leben zu verändern, trifft man häufig auf Unverständnis und Abwehr. Die meisten wollen weder ihren Lebensstil noch sich selbst anschauen, sie möchten lieber eine Tablette, einen Zauberspruch oder ein Gebet. Ansonsten sollte alles so bleiben, wie es war. Doch das funktioniert nicht, vor allem nicht auf Dauer. Denn eine Krankheit ist ein dominanter Wegweiser, der nach einer Veränderung verlangt und sich mit einer Pille nicht einfach auflöst. Wenn der Mensch nicht bereit ist, der Weisheit seines Körpers zu folgen, wird der Körper leiden, bis die Seele sich schließlich entscheidet, dieses Leben zu beenden.

KÖRPER, GEIST UND SEELE IM EINKLANG

Unsere Lebensqualität wird durch unsere Schwingung bestimmt. Je höher die Schwingung, desto gesünder und glücklicher sind wir. Die bedingungslose Liebe schwingt am höchsten. Sie hat keine Polarität, sie ist die Quelle selbst. Alle Krankheiten haben die gleiche Wurzel: die Abwesenheit von Liebe.

Der Mensch besteht aus Körper, Geist und Seele, die sich im Einklang befinden sollten. Wenn diese drei Komponenten auf einem gleich hohen Niveau schwingen, dann ist man in der Lage, sein Leben selbst zu steuern und dauerhaft gesund und glücklich zu sein.

Unser Körper ist das heilige Gefäß für den universellen Geist und die unsterbliche göttliche Seele. Deshalb sollten wir ihn stets rein halten, ihn achtsam pflegen, bewusst nähren und lieben.

Mithilfe des Geistes sind wir in der Lage, uns zu entwickeln, zu wachsen und uns zu verändern. Er ist der Stoff, der uns formt und webt. Das Werkzeug des Geistes ist die Willenskraft. Das Werkzeug der Seele ist die bedingungslose Liebe – die göttliche Essenz, die überall gegenwärtig ist.

Wir sind geistige Wesen, und alles, was wir im Leben berühren, hallt energetisch in uns wider. Die Energien, die von außen auf uns einwirken, verändern augenblicklich unsere gesamte Energiestruktur. Das bedeutet, dass jede Handlung, jeder Gedanke und jedes Gefühl auch unsere Aura positiv oder negativ verändern und uns gesund halten oder auch krank machen. Diese Veränderungen finden permanent statt, weil wir beständig etwas aussenden und auch empfangen, wenngleich meist unbewusst. Wir merken oft gar nicht, welche Gedanken wir dauerhaft denken und welche Gefühle wir aussenden. Um geistig zu heilen, müssen wir immer die Gesamtheit betrachten. Denn alles ist eins, wir sind eins mit Allem-was-Ist.

Ich habe mich bemüht, alle Aspekte unseres Seins im Gesamtzusammenhang zu betrachten, da alles miteinander verwoben ist. Aber oft macht es Sinn, sich erst einmal mit den Einzelteilen zu beschäftigen, denn dies kann uns eine neue Perspektive auf die Fülle des Seins eröffnen.

Denke immer daran: Gesundheit bedeutet innere Freiheit, Annahme und bedingungslose Liebe. Krankheit ist eine Ablehnung und Abwesenheit von Liebe.

# Leben und Heilen in der fünften Dimension

ZEIT DER WANDLUNG

Die Frequenz der Erde hat sich erhöht und befindet sich nun in der fünften Dimension. Diese Entwicklung nahm im Sommer 2011 ihren Anfang und festigte sich bis zum Jahr 2012, ohne große Anzeichen im Außen, eher still und leise. Innerlich erlebten viele Menschen in diesen Monaten eine intensive Zeit des Wandels, die mit körperlichen Leiden, Beziehungs- und Familienkonflikten, Arbeits- oder Wohnortwechsel und Ähnlichem einherging. Und die Umwandlung ist noch nicht abgeschlossen.

Mit Dimension ist kein Ort gemeint, sondern ein Bewusstseinszustand. Und dieser Bewusstseinszustand erschafft eine Schwingung. Jeder Mensch schwingt in seiner individuellen Frequenz. Wenn wir unsere Frequenz an die Schwingung der Ganzheit anpassen, sind wir mit allem verbunden und werden heil.

DIE DRITTE DIMENSION

Wir Menschen haben uns über einen langen Zeitraum in der dichten dreidimensionalen Schwingung aufgehalten, und viele von uns befinden sich nach wie vor darin. Die dritte Dimension steht für Höhe, Breite und Tiefe des Raums. Eines der Kennzeichen des dreidimensionalen Bewusstseinszustands ist, dass wir uns von allem getrennt fühlen. Um die Ganzheit in uns wahrzunehmen, müssen wir in der dritten Dimension sehr viel Kraft aufwenden. Unser Gehirn ist viel zu unruhig und schwingt vorwiegend im Bereich der Betawellen bei 13 bis ca. 38 Hz. Wir sind nach außen gerichtet, denken logisch, prüfen und vergleichen und verspüren innere Unruhe, Angst und Stress. Materielle Werte stehen im Vordergrund. Der innere Kritiker ist sehr aktiv, alles wird analysiert, seziert, kommentiert. Naturwissenschaften, Medizin, Psyche, Seele, Gefühle werden getrennt voneinander betrachtet, wodurch noch mehr Verwirrung entsteht, da der rationale Zugang uns noch weiter von unserer Ganzheit wegführt. In dieser Frequenz ist der Mensch kein Schöpfer; alles ist dem Zufall überlassen, wie bei einem Lotterielos: Man wünscht sich etwas, aber es geschieht einfach nicht. In dieser Schwingung ist man sehr offen für Täuschungen und Manipulationen von außen. Man beschäftigt sich vorwiegend mit materiellen Dingen, Profit oder Wachstum und konzentriert sich auf körperliche Genüsse, Rausch, Befriedigung. Die Umwelt und das Leben anderer Geschöpfe werden außer Acht gelassen. Der Mensch in der dritten Dimension ist meist ein Allesesser, greift gern nach Genussmitteln und konsumiert Substanzen, die ihm nicht guttun.

DIE VIERTE DIMENSION

Vierdimensional bedeutet eine Ausdehnung in der Zeit und eine stärkere Wahrnehmung der Gefühle. Im vierdimensionalen Bewusstseinszustand sind wir näher an der Wahrheit, denn indem wir unsere Wahrnehmung und unsere Gefühle ausdehnen, können wir uns mehr in die Ganzheit verweben. Unser Gehirn ist in der vierten Dimension etwas ruhiger und zentrierter und schwingt im Bereich der Alphawellen bei etwa 8 bis 12 Hz. Wir sind gelöster und entspannter, befinden uns in einer Art Trance und fühlen uns zur Meditation hingezogen. In diesem Schwingungszustand beginnen wir, unsere Welt zu manifestieren, und dies gelingt uns teilweise gut, besonders dann, wenn wir die Frequenzen über längere Zeit beibehalten. In der vierten Dimension ahnen wir bereits, dass alles eins ist, und versuchen, diese Einheit in uns zu finden. Wir sind immer noch für Manipulationen von außen empfänglich, erkennen jedoch schneller die Wahrheit und lernen rascher aus eigenen Erfahrungen als in der dritten Dimension. Wir spüren, dass all unsere Handlungen auf uns selbst zurückfallen, und versuchen, achtsam zu leben. Wir begegnen unseren Mitmenschen ebenfalls mit Achtsamkeit, leben vegetarisch oder gar vegan. Wir setzen uns für die Rechte von Menschen, Tieren und der Erde ein und leben bewusster.

DIE FÜNFTE DIMENSION

In der fünften Dimension kommt eine weitere Komponente dazu – die Liebe. In diesem Bewusstseinszustand ist Liebe das beherrschende Gefühl, und alles, was ohne Liebe lebt und entsteht, wird nun nach und nach aussortiert. In dieser Dimension angekommen, vereinen wir Körper, Geist und Seele und erfahren diese Einheit in uns selbst. Unser Gehirn schwingt in Bereich der Thetawellen bei etwa 4 bis 7 Hz. Dies ist die Ebene des Unterbewusstseins. Mit ihr haben wir Zugang zu unserer kreativen Schöpferkraft und können unser Leben bewusster gestalten, als wir es uns in der dritten und vierten Dimension je erträumt haben – vorausgesetzt, wir bleiben konstant in dieser neuen Frequenz und wissen ganz genau, was wir erschaffen möchten.

In der fünften Dimension verstehen wir die Zusammenhänge zwischen unserer inneren und der äußeren Welt. Wir erfahren, dass alles, was wir erleben, aus uns selbst entspringt und dass eine bewusste Lebensweise die Grundlage der neuen Zeit ist. Wir werden zu Rohköstlern, Urrohköstlern, Trennkost-Veganern und Selbstversorgern, was unsere Schwingung noch mehr verfeinstofflicht, bis hin zum Nicht-Esser, der nur noch Lichtnahrung zu sich nimmt.

Alles, was ohne Liebe ist, hat in der fünften Dimension keinen Platz und muss das Feld räumen. Gewohnheiten und Traditionen, die nicht auf Liebe basieren, verschwinden, so wie Beziehungen und Verbindungen, die ohne Liebe sind, zerbrechen. Menschen, die bedingungslose Liebe nicht leben können, beginnen sich unwohl zu fühlen, werden krank, oder gehen.

ÜBUNG: IN DIE LIEBE GEHEN

Diese Übung kannst du überall und in jeder Position durchführen. Du musst weder deine Körperhaltung verändern noch deine Augen schließen.
Fühle deinen Körper, mache ein paar bewusste Atemzüge. Spüre deine Füße. Du bist in dir!
Nun gehe mit deiner Aufmerksamkeit in den Herzraum in der Mitte deiner Brust. Atme dorthin, und sage dir mit deiner inneren Stimme: Ich gehe in Resonanz mit der bedingungslosen Liebe. Jetzt.
Dann fühle in dir die Schwingung der Liebe, und lass dieses Gefühl in die ganze Welt strömen.

DER PERSÖNLICHE AUFSTIEG IN DIE FÜNFTE DIMENSION

Die Liebe ist die Grundlage jeder Heilung und die Essenz der Geistheilung.

Wenn die Erde in der fünften Dimension schwingt, heißt dies nicht automatisch, dass auch alle Erdbewohner auf der gleichen Frequenz schwingen. Viele befinden sich, wie bereits gesagt, immer noch in alten Energien. Durch ihren Lebensstil, ihre Gedanken, Gewohnheiten, Verhaltensmuster und Programmierungen können sie nicht in die fünfte Dimension aufsteigen, was zu Krankheiten und Problemen führt.

Der neue Bewusstseinszustand wird uns nicht geschenkt. Jeder Mensch muss sich bewusst um seinen persönlichen Aufstieg in die fünfte Dimension bemühen, jeder ist für seinen Weg selbst verantwortlich. Vielleicht erlebst du, dass du zwischen der dritten, vierten und fünften Dimension wechselst, je nach Gemütslage und aktuellem Lebensstil. Aber je mehr du an deinem Aufstieg und deiner Heilung arbeitest, desto mehr wird sich deine Schwingung in der fünften Dimension verankern.

MEISTERE DEINE GEDANKEN

Der Aufstieg der Erde in die fünfte Dimension bringt es mit sich, dass wir umgehend damit beginnen sollten, umzudenken, unser Leben umzugestalten und in allen Bereichen an die Liebe anzuknüpfen. Tun wir das nicht, werden Ereignisse auf uns zukommen, die nicht mehr kontrollierbar sind – allein schon deswegen, weil jetzt alles schneller schwingt und damit auch schneller wirkt. Unsere Gedanken, Wünsche, Erwartungen, Reaktionen, Handlungen, bewussten und unbewussten Ängste, diversen Programmierungen, ausgesprochenen Worte und unsere bewussten und unbewussten Handlungen haben in der fünften Dimension ein anderes Gewicht als in der dritten und vierten. Du wirst spüren, wie deine äußere Welt sich ganz schnell an deine innere Wahrnehmung anpasst. Daher sollten wir alle dringend darüber nachdenken, was wir uns wünschen, was uns und unser Leben prägt und welche Gedanken und Gefühle uns beherrschen. Das Gesetz des Universums besagt: Dort, wo wir unsere Aufmerksamkeit hinlenken, wird die Energie konzentriert. Und das betrifft nicht allein unsere bewussten Gedanken und Gefühle, sondern auch unsere unbewussten. Woran wir denken, das ziehen wir an.

Meistens richten wir unsere Aufmerksamkeit auf belanglose Dinge, wir verschwenden unser kostbares Leben und unsere Lebensenergie. Wir vergleichen und urteilen; wir fallen aus der Liebe heraus und merken es nicht einmal. In der fünften Dimension gilt es, die Gedankenkontrolle zu erlernen und dauerhaft aufrechtzuerhalten.

Eine Voraussetzung für Geistige Heilung ist eine positive Gedankenstruktur der Heiler. Das, was der Heiler bei der Behandlung aussendet, wirkt sich unmittelbar auf seine Umgebung aus. Bevor du dich anderen Menschen zuwendest, beschäftige dich deshalb mit dir, und werde zum Meister deiner eigenen Gedanken.

UNSERE GEDANKENSTRUKTUREN IN DER FÜNFTEN DIMENSION

Wenn man bedenkt, dass der durchschnittliche Mensch zu 90 Prozent immer die gleichen Gedanken hat und diese zu etwa 70 Prozent nicht unbedingt positiv sind, kann man sich das Grundgefühl seines Lebens vorstellen: Angst und Negativität werden mit Sicherheit überwiegen.

Wir alle tragen Gedanken in uns, die sich schon seit Jahren wiederholen. Viele stammen noch aus der Kindheit und drehen sich um die immer gleichen Themen und Erlebnisse. Wir denken über Vergangenes nach und bedauern vieles, und wir projizieren unsere Ängste in die Zukunft. Wegen all dieses Gedankenballasts fällt es uns schwer, unser Leben und uns selbst positiv zu verändern. Uns fehlt der Raum, Neues aufzunehmen und in unser Leben zu integrieren. Dieses Dilemma wird uns in der fünften Dimension immer bewusster. Durch die neue Energie werden wir buchstäblich dazu gezwungen, uns mit unserer inneren Welt in Liebe und Annahme auseinanderzusetzen.

NEUE GEDANKEN- UND GEFÜHLSSTRUKTUREN ERSCHAFFEN

Unsere Gedanken erschaffen unsere Gefühle, die Gefühle erschaffen unsere Reaktionen und Handlungen, die Handlungen erschaffen unseren Charakter, unsere Lebensmuster und Schwingungen.

Eine stabile Gedankenkontrolle ist demnach das Fundament unseres Lebens und sollte dringend erlernt werden. Dies ist – besonders zu Beginn – nicht einfach. Wir sind es nicht gewohnt, unsere Aufmerksamkeit nach innen zu richten, sondern wurden dazu erzogen, den Fokus auf äußere Dinge zu lenken und ihnen mehr Gewicht beizumessen. Aber wir denken ununterbrochen, und uns ist meist nicht einmal bewusst, was wir denken. Ab und zu versuchen wir vielleicht, die Gedanken zu kontrollieren, doch nach wenigen Augenblicken verlieren wir uns wieder und verfangen uns im Netz des Verstandes. Auf etwas fokussiert und ganz im Hier und Jetzt zu sein ist eine Kunst, die ständige Übung erfordert. Nur allzu schnell wird der Geist abgelenkt und verliert sich in irgendwelchen Vorstellungen oder inneren Dialogen. Ständig sind wir mit imaginären Gesprächen und Rechtfertigungen beschäftigt. Wir stellen uns vor, was passieren wird und wie wir darauf reagieren, lange bevor eine solche Situation eintritt – wenn sie es denn überhaupt tut. Denn das meiste, was wir uns ausmalen, findet später gar nicht statt. Es ist fast unmöglich, diesen Gedankenstrom ständig zu kontrollieren. Aber weil wir eben zu 90 Prozent die immer gleichen Gedanken hegen, können wir uns dafür entscheiden, täglich für eine gewisse Zeit ein Gedanken- und Gefühlstraining zu absolvieren, um neue Gedankenstrukturen zu erschaffen, die uns positiv unterstützen.

GEDANKEN- UND GEFÜHLSTRAINING

Für dein tägliches Gedanken- und Gefühlstraining wähle mehrere positive Gedanken, die du in deinem Unterbewussten verankern willst. Formuliere deine Gedanken in der Gegenwart, so als ob du dein Ziel bereits erreicht hättest, zum Beispiel:
- Ich lebe, um Spaß und Freude zu empfinden.
- Ich bin jung, vollkommen gesund und vital.
- Mein Körper ist in der Lage, sich selbst zu heilen.
- Mein Körper erneuert sich in jeder Sekunde.
- Heil zu sein ist mein natürlicher Zustand.
- Ich habe vollkommen gesunde Augen. Ich sehe klar in der Ferne wie in der Nähe.
- Ich bin der Schöpfer meines Lebens.
- Ich bin ein ewiges göttliches Wesen.
- Ich bin in Liebe, in Harmonie und im Glück.
- Was auch passiert, ich bleibe in meinem inneren positiven Raum.
- Was immer jemand zu mir sagt, ich bleibe stets bei meiner positiven Denkweise.

Wähle Gedanken aus, die dich am meisten ansprechen, und schreibe sie auf Notizzettel. Verteile sie in deiner Wohnung, hefte sie an die Wand oder den Spiegel im Bad. Schreibe sie in deinen Terminplaner zwischen deine täglichen Termine.

In meinen Buch *Du bist die Quelle des Lebens* habe ich empfohlen, das Gedankentraining mithilfe eines Weckers durchzuführen: Man stellt sich den Wecker auf jede halbe Stunde. Wenn er klingelt, wacht man aus der unbewussten, alltäglichen Trance auf und konzentriert sich auf die neuen Gedankenstrukturen. Da es recht umständlich ist, ständig den Wecker einzustellen, empfehle ich dir ein sogenanntes Aquaband. Dieses Armband wurde dazu entwickelt, uns alle halbe Stunde daran zu erinnern, dass wir Wasser trinken sollen. Es vibriert am Arm, sodass es außer dir keiner merkt.

Das Gedankentraining sollte im Idealfall 40 Tage lang durchgeführt werden, damit das Ergebnis auch wirklich im Unterbewussten verankert wird. Schon nach einer Woche wirst du merken, dass du kurz vor jeder halben Stunde zu dir kommst und deine Gedanken und Gefühle sowie die Körperhaltung überprüfst.

ÜBUNG: GEDANKENPROGRAMMIERUNG

Jedes Mal, wenn dein Wecker oder Aquaband dir ein Signal gibt, versuche, deine Gedanken zur Ruhe zu bringen. Nimm dafür mehrere bewusste Atemzüge. Konzentriere dich auf deinen Atem, komme in dir an. Trinke ein paar Schlucke Wasser. Du kannst in dieser Zeit auch deine Lichtmedizin einnehmen (siehe Seite 130). Richte dich auf, entspanne dein Gesicht und deinen Körper, lächle.
Danach erschaffe positive bewusste Gedanken, innere Bilder und freudige Gefühle in dir. Versuche, dich so gut und so lange, wie es dir möglich ist, darauf zu konzentrieren.
Auf diese Weise etablierst du das Ritual, jede halbe Stunde

am Tag innezuhalten, bewusst zu sein und deine Gedanken und Gefühle aktiv zu deinem Wohl einzusetzen. Du wirst sehen, wie schnell sich dein Leben auf positive Weise verändert und sich deine Gesundheit stabilisiert.

ABSICHT UND GESPROCHENES WORT

Wie bereits erwähnt, wirkt in der fünften Dimension alles viel schneller und stärker, und daher haben wir auch mehr Macht als noch in der vierten Dimension.

Besonders mächtige Werkzeuge sind unsere Absicht und unsere Worte. Deine klare Absicht ist die Macht, und dein ausgesprochenes Wort ist das Gesetz, das sich in der Folge manifestiert. Deine Absichten und deine Sprache sollten immer auf der Liebe gründen.

POSITIVE SPRACHE ERLERNEN

Viele Menschen können sich nicht positiv ausdrücken. Das überrascht nicht wirklich, denn in unserer Gesellschaft ist eine verneinende Sprache zur Gewohnheit geworden, und die Medien geben mit ihren Negativ-Schlagzeilen den Ton an.

Ein Beispiel: Jemand fragt dich: »Wie geht es dir?« Du antwortest: »Nicht schlecht.« Doch überlege: Was hast du in Wirklichkeit gesagt, und wie hast du in diesem Moment deine Zellen programmiert? Jedes Wort trägt in sich eine Schwingung. Die Wörter, die wir gebrauchen, sind mit unserem ganzen System verbunden, und das reagiert entsprechend auf die Schwingungen. Das Unterbewusstsein nimmt das Wort »nicht« gar nicht wahr, übrig bleibt nur »schlecht«. Dies löst sofort eine negative Reaktion im Körper aus, die sich wiederum auf deine Gesamtschwingung auswirkt.

Wenn es dir gerade nicht gut geht und dich jemand nach deinem aktuellen Befinden fragt, sage stattdessen: »Es geht mir nicht so toll.« Spüre, wie du dich dabei programmierst. Durch diese Aussage verbesserst du augenblicklich deine Schwingung. Du sprichst das aus, was du haben möchtest, und lenkst dadurch deine Aufmerksamkeit auf das, was du in Wirklichkeit zu manifestieren beabsichtigst.

Achte ab sofort darauf, positive Worte zu wählen – auch in deinem inneren Dialog. Sage immer nur das, was du haben möchtest! Das bedeutet auch, dir über deine Wünsche und Erwartungen klar zu werden.

Ein Beispiel: In meinen Seminaren kommen oft Teilnehmer in den Pausen zu mir und zählen alle möglichen Widrigkeiten und Symptome auf, unter denen sie leiden. Man merkt gleich, wie geübt sie darin sind, diese traurigen Geschichten über sich selbst zu erzählen. Dann unterbreche ich ihren Monolog mit den Worten: »Ich will nicht wissen, was du nicht haben möchtest. Kannst du mir bitte sagen, was deine Absicht ist?« Meist folgt auf meine Worte erst mal ein Moment der Sprachlosigkeit. Viele Leute beginnen sich dann zu wiederholen; sie zählen ihre Symptome erneut auf und sagen, dass sie diese nicht wollen. Ich frage dann erneut: »Was willst du haben? Wie wirst du dich fühlen, wenn dieses Thema schon geheilt ist?« Es ist nicht einfach, Menschen dazu zu bringen, dass sie über ihre Ziele genauso leicht reden wie über ihre Probleme.

Alles, was du ständig wiederholst und laut aussprichst, manifestiert sich in dir und in deinem Leben. Deswegen frage dich immer wieder, was du anstelle deiner Probleme haben willst, und sprich darüber so, als ob es schon eingetroffen wäre.

Auf diese Weise belasten wir unsere Mitmenschen nicht länger mit unserem Gerede über Probleme, Symptome und Ängste. Negative Dinge mit anzuhören ist genauso schädlich, wie sie auszusprechen. Unterstütze deine Mitmenschen nicht darin, dass sie durch ihre Geschichten sich und anderen Schaden zufügen, indem du ihnen aus Höflichkeit zuhörst. Unterbrich sie sanft und frage sie, was sie stattdessen haben möchten.

SCHÖPFERISCHES DENKEN

Schöpferisches Denken ist ebenfalls ein mächtiges Instrument, das du täglich gebrauchen kannst, um deine Welt positiv zu verändern, deine Schwingung zu erhöhen und deine Gesundheit zu verbessern. Wenn uns etwas nicht gefällt, uns traurig macht und seelischen Schmerz bereitet, drückt es unsere Schwingung nach unten. Mitleid mit jemandem zu haben tut keinem gut. Denn dadurch verstärken wir die Schwingung des Leids in uns und in den Menschen, die wir bemitleiden. Schöpferisches Denken funktioniert ähnlich wie die positive Sprache, nur dass du dabei schöne Bilder und positive Gefühle in dir erschaffst.

Wenn du zum Beispiel beim Einkaufen vor einem Geschäft einen unglücklichen Bettler siehst, erschafft dieses Bild in dir ein ungutes Gefühl. Du kannst vorbeigehen und versuchen, das Bild zu verdrängen, aber das Gefühl bleibt an dir haften und drückt deine Schwingung nach unten. Dies überträgt sich auf die Welt um dich herum – und somit auch auf den Bettler. Mitleid ist eine Energie, die dir nicht guttut. Wie das Wort schon sagt: Du leidest mit. Tausche das Gefühl des Mitleids stattdessen in das Gefühl der bedingungslosen Liebe, und du erfährst die Ganzheit in dir, die du nun nach allen Seiten aussendest. Damit hebt sich deine Schwingung und mit ihr auch die des Bettlers. Oder du benutzt die Kraft deines schöpferischen Denkens und stellst dir vor, dass der Bettler glücklich, gesund und zufrieden ist und sich an seinem Leben erfreut. In dem Moment, in dem du es dir vorstellst und fühlst, geht es dir gut, und dieses Gefühl erschafft eine höhere Schwingung. Diese fließt auch zum Bettler, und womöglich erhält er einen Impuls, etwas zu tun, was sein Leben verändert, sodass er tatsächlich glücklich und zufrieden wird.

Ein anderes Beispiel: Du gehst eine Straße entlang und bemerkst, wie schmutzig alles ist. Statt dich darüber zu beklagen und damit deine Schwingung zu verschlechtern, stellst du dir eine schöne, saubere Straße vor und wie wohl du dich darauf fühlst. Ich setze schöpferisches Denken immer dann ein, wenn ich an einer Metzgerei vorbeigehe. Ich stelle mir einen Gemüsestand vor und schlanke, gesunde und glückliche Menschen, die dort einkaufen.

Wenn jemand aus deiner Familie krank ist, setze dein schöpferisches Denken ein, um seinen Zustand zu verbessern. Stelle dir vor, derjenige ist gesund, vital und glücklich. Nimm das Gefühl wahr, das dich bei der Vorstellung erfüllt, denn anders als Mitleid erzeugt es positive und heilsame Schwingungen, die dem anderen helfen, schnell wieder gesund zu werden.

BEFREIE DICH SELBST

Wir Menschen sind nicht die einzigen erschaffenden Geschöpfe hier auf der Erde. Neben uns gibt es auch negative Mächte, die kein Interesse daran haben, dass wir aufwachen, uns in die neue Zeit begeben und ganz besonders, dass wir uns selbst heilen und unabhängig werden. Unsere Gesellschaft ist von den Interessen dieser dunklen Mächte geprägt. Schalte deinen logischen Verstand ein, und du wirst es selbst erkennen.

Wir alle werden ständig manipuliert und programmiert, unser Energiesystem wird täglich angegriffen und gezielt geschwächt. Die Gesellschaft, in der wir leben, braucht kein eigenständig denkendes, unabhängiges und gesundes Volk. Unser System verlangt nach folgsamen und kranken Menschen, die nicht denken, sondern konsumieren. An unabhängigen und gesunden Menschen lässt sich nichts verdienen. Schon im Mutterleib und spätestens mit unserer Geburt werden wir langsam vergiftet, ruhig gestellt, kontrolliert und manipuliert. Bis ins hohe Alter hinein werden mit uns Geschäfte gemacht. Viele Ärzte beginnen dies zu erkennen und steigen aus, spezialisieren sich auf alternative Heilmethoden, stehen Impfungen kritisch gegenüber und wehren sich dagegen, Tabletten gegen jedes noch so kleine Symptom zu verschreiben. In unseren Lebensmitteln, im Wasser, in Kosmetika und natürlich auch in Medikamenten stecken unzählige chemische Stoffe, die in unserem Körper nichts verloren haben.

Durch die Verbindung mit deinem göttlichen Kern wie auch durch eine achtsame und immer bewusstere Lebensweise kannst du den dadurch entstandenen Schaden heilen und dich und dein Leben schützen.

BEFREIE DEINE ZIRBELDRÜSE

Fluor ist eine giftige chemische Substanz, die, in größeren Mengen eingelagert, zu starken Funktionsstörungen unseres Körpersystems führt. Als Erstes greift Fluor die Zirbeldrüse an. Die Zirbeldrüse ist der Sitz der Intuition und der göttlichen Stimme in uns. Sie hilft dem Körper, sich energetisch an die neuen Erdresonanzen anzupassen. Darüber hinaus ist sie mit dem Teil des Gehirns verbunden, der für freien Willen steht.

Durch die erhöhte Aufnahme von Fluor werden wir Menschen quasi zu Biorobotern, die leicht manipulierbar sind. Wenn die Zirbeldrüse blockiert ist, neigen wir dazu, uns selbst zu zerstören, wir bekommen Lust auf ungesunde Nahrung und eine destruktive Lebensweise. Neben Fluor blockieren Kaffee, schwarzer Tee und alle gerösteten Produkte die Zirbeldrüse, darüber hinaus machen sie abhängig. Der Geist wird durch die gefährliche Störung der Zirbeldrüse verändert, er wird langsamer und schwingt auf niedrigeren Frequenzen. Eine niedrige Schwingung ist jedoch wie eine Einladung an nichtphysische Wesenheiten, uns zu besetzen. Daher empfehle ich, alle fluorhaltigen Produkte, wie bestimmte Zahnpasten, fluoridiertes Speisesalz und Fertiggerichte, zu vermeiden.

Wir sind göttliche, ewige Wesen. Die Zeit ist reif, unsere wahre Natur endlich anzuerkennen. Die neue Zeit gibt uns die Chance, wieder in die Selbstermächtigung zu kommen und unser Leben auf allen Ebenen eigenständig zu verbessern. Und auch wenn negative Energien allgegenwärtig sind, so wächst unsere Macht von Tag zu Tag. Immer mehr Menschen wachen auf, beginnen bewusst und achtsam zu leben und die Heilung in die eigene Hand zu nehmen.

WERKZEUGE DER NEUEN ZEIT

In der fünften Dimension sind wir aufgefordert, das Alte loszulassen, uns von allen Bindungen und Abhängigkeiten zu befreien und unseren eigenen Weg zu gehen. Das bedeutet, selbstverantwortlich, unabhängig und selbstbestimmend zu handeln, veraltete Methoden auszusortieren und sie durch neue zu ersetzen. Nicht alles, was alt ist, ist automatisch wertvoll und nützlich.

Es ist wichtig, sich öfter zu fragen: Brauche ich wirklich die alten Geschichten, starren Traditionen und Dinge aus der Vergangenheit, oder ist es besser, alles loszulassen, mich davon zu befreien und mit der neuen Zeit zu gehen?

Die Traditionen, an denen viele von uns hängen, sind meist längst kommerzialisiert, von privaten Feiern bis hin zu Volksfesten, die mit Unmengen von Alkohol- und Fleischkonsum einhergehen. Heilung aber sollte auf allen Ebenen erfolgen und die Liebe zum eigenen Wohlergehen und dem anderer Lebewesen mit einschließen.

VERALTETE THERAPIEFORMEN

In der fünften Dimension zeigen einige der bisher üblichen Therapieformen keine Wirkung mehr oder können sich sogar negativ auf die weitere Entwicklung auswirken. Dazu gehören Reiki, Kyron-Kristalle und weitere Heilansätze, die im Folgenden näher erläutert werden.

Reiki ist ein Kanal, der in der dritten Dimension für die Heilung installiert wurde. Um Reiki anwenden zu dürfen, muss man in die Reiki-Energie eingeweiht werden. Durch die Einweihung und in die Aura installierte Kristalle oder Symbole entsteht eine Verbindung vom energetischen Körper des Eingeweihten zum ursprünglichen Meister Dr. Usui. Diese Verbindung wird durch die Ahnenreihe der Meister hergestellt, also durch all jene, die ihrem Meister vorangingen. Die Meister, die Einweihungen geben, sind längst keine reinen Kanäle mehr, sie können energetisch blockiert sein und handeln möglicherweise aus dem Ego heraus. So kann der Kanal jedoch keine heilbringenden Energien leiten, sondern gar zu einem Portal negativer Energie werden, durch das die Lebenskraft beim Praktizierenden wie auch beim Empfänger abgezapft wird.

In der Aura zeigt sich die Einweihung wie ein Brandmal oder eine Narbe, durch die die Energie nicht frei fließen kann.

Ich persönlich bin der Ansicht, dass alle Einweihungen, die in einer Zeremonie und mithilfe von magischen Gegenständen und Symbolen ausgeführt wurden, zusammen mit dem Reiki-Kanal gelöscht werden sollten. Dazu gehören auch kirchliche, schamanische und spirituelle Einweihungen. Sie bilden energetische Schnüre, die die Energie des Eingeweihten abzapfen.

Um zu heilen, brauchst du keine Einweihungen. Nur du selbst darfst dich in irgendetwas einweihen. Alles andere ist Selbstentmachtung.

Wenn dich jemand in irgendetwas einweiht, dann nur du selbst. Stelle niemanden über dich. Ein Lehrer sollte seine Schüler niemals an sich binden. Dadurch entsteht Karma. Auch sämtliche patentierten Techniken und kostenintensiven Methoden erschaffen Karma und eine energetische Bindung. Patentiert wird oft aus Angst heraus, und diese füllt den Kanal mit niedriger Energie.

In der göttlichen Matrix ist alles frei, wir alle sind Teile der Matrix, und somit tragen wir alle Informationen in uns. Wir selbst sind die Quelle unseres Wissens. In der fünften Dimension hat nur das Bestand, was auf reinen Absichten und bedingungsloser Liebe basiert. Durch die neuen Schwingungen der Erde wie auch deiner selbst wirst du mehr und mehr zu deinem eigenen Schöpfer werden. Du wirst feststellen, dass vieles, was du früher als nützlich und hilfreich empfunden hast, keine Wirkung mehr zeigt oder in seiner Bedeutung für dein Leben abgenommen hat. Dazu gehören Bach-Blüten, Homöopathie, Schüßler-Salze, Aura-Soma und Pomander. Bei Menschen, die ihre Energie bereits auf die fünfte Dimension ausgerichtet haben, wirken diese Hilfsmittel gar nicht mehr. Auch die Kraft von Feng-Shui und Fliegenden Sternen, Geomantie, Astrologie, Numerologie, anderen Horoskopen, Tarot und sämtlichen Kartenlegetechniken sowie Wahrsagen nimmt in der fünften Dimension ab. Je bewusster und achtsamer du wirst, je höher deine Schwingungen sind, desto weniger Wirkungen haben planetarische Aspekte auf dich.

Auch das Heilen mit Symbolen und Zahlenreihen, die wie Mantras wiederholt gesprochen oder notiert werden, gehört der Vergangenheit an und kann eine Ablenkung von deinem göttlichen Ziel darstellen. Statt eine Zahlenreihe ständig aufzusagen, wiederhole besser die Worte der Dankbarkeit und der Liebe.

Ich wurde einmal zu einem Seminar eingeladen, bei dem man lernte, mit Zahlenreihen zu heilen. Das Seminar war sehr motivierend und positiv, und bis einige Wochen danach fühlte ich mich gut. Dann jedoch nahm ich in meiner Aura Fremdkörper wahr, die energetische Kanäle bildeten. Ich bemerkte eine zunehmende Unruhe in mir und meinen Gedanken, die mich durch verschiedenste Ideen und ständig neue Impulse antrieben. Dabei fühlte ich mich schnell erschöpft und auch launisch, manchmal sogar zornig. Als ich schließlich krank wurde, kam ich darauf, dass die fremde Zahlenreihe, die ich einprogrammiert hatte, die Ursache dafür war. Ich begann meine Aura zu reinigen und die Zahlen zu entfernen. Insgesamt brauchte ich über sechs Monate, bis ich wieder ganz in mir war. Diese Erfahrung hat mich gelehrt, dass ich mit Informationen, die von außen kommen, nicht leichtfertig umgehen soll. Ich teile diese Lektion mit dir, damit dir an meinem Beispiel bewusst wird, wie stark uns fremde Zahlenreihen, Mantras und Aussagen anderer beeinflussen können. Sie stellen eine Kraftübertragung dar. Wenn wir diese bereitwillig in uns aufnehmen, ändern wir damit unsere eigene Schwingung und entfernen uns ein Stück von uns selbst. Damit aber entfernen wir uns auch von wahrer Heilung. Heilung in der fünften Dimension kann nur aus uns selbst erfolgen.

Wenn du mit Zahlenreihen arbeiten möchtest, dann channele deine eigenen Zahlen. Werde unabhängig, und benutze nur deine eigenen Informationen. (Mehr dazu im Kapitel über Channeling, Seite 92.)

Genau wie Zahlenreihen können auch Symbole uns daran hindern, uns weiterzuentwickeln. Oder sie führen uns in eine falsche Richtung, weil sie unsere persönliche Schwingung verfälschen. Das Heilen mit Symbolen liegt nach wie vor im Trend. Ich habe selbst früher kosmische Symbole verwendet und auch in meinen Büchern empfohlen, möchte dies jedoch nun widerrufen. Symbole können uns wie eine fremde Energie besetzen. Ich habe alle Symbole und alle Bücher darüber aus meinem Zuhause entfernt, auch das aus 19 Kreisen bestehenden Symbol der Blume des Lebens. Dabei habe ich eine starke Klärung in meiner Aura und der meiner Familie wahrgenommen und fühle mich harmonisch, zentriert und geerdet.

Falls du die Schritte der Kyron-Schule absolviert hast, hat dich dies geistig sicher weitergebracht. Aber auch hier ist die Zeit gekommen, unabhängig zu werden und, wenn es sich für dich stimmig anfühlt, auch diese Kristalle aus deiner Aura zu entfernen.

MEDITATION:
SICH VON EINWEIHUNGEN, VERBINDUNGEN, SYMBOLEN, ZAHLENREIHEN UND KRISTALLEN BEFREIEN

Setze dich mit gerader Wirbelsäule hin. Atme ganz tief in dich hinein, so als ob du dich selbst in deinen Körper einatmest. Spüre, du bist in dir. Richte deine Aufmerksamkeit auf deinen Herzraum. Spüre, wie die Liebe hier zu fließen beginnt und dein ganzes Sein erfüllt. Sage dir laut: »Ich gehe in Resonanz mit der bedingungslosen Liebe. Jetzt!« Fühle, wie deine gesamte Schwingung sich dabei erhöht.

Nun zentriere dich in dir und sammle die Kraft deines gegenwärtigen Geistes. Sprich laut: »Ich (Name), ein göttliches unendliches Bewusstsein, lösche alle Einweihungen,

energetischen Verbindungen, Symbole, Zahlenreihen, Kristalle und Versprechungen auf. Jetzt und für immer. So sei es. Danke.
Ich (Name), ein göttliches unendliches Bewusstsein, rufe alle meine Seelenanteile zurück, die durch diese Praktiken abgespalten wurden. Jetzt! Danke.«
Dann gehe in die Liebe, und fühle, wie diese Liebe alles reinigt und entfernt, was nicht zu deiner eigenen Schwingung gehört. Und spüre, wie die Liebe dich zu dir selbst zurückbringt.
Zum Abschluss gehe in die Dankbarkeit, und fühle die Veränderung in dir.

SELBSTERKENNTNIS

Betrachte täglich dein Leben, deine Handlungen, höre zu, was du sprichst und denkst, beobachte, wie du meditierst und wie du betest, was du vollbringst. Wenn du ständig auf etwas hoffst und auf ein Wunder wartest, darauf, dass endlich etwas ohne dein eigenes Zutun geschieht und dich rettet, so irrst du dich. Denn alles, was du bist, was du tust, was aus dir kommt, ergibt die Summe deines Seins, und alles entspringt aus dir. Und nur das, was du selbst bist und selbst aussendest, kommt auch zu dir zurück.

Teil II:
Grundlagen des Geistigen Heilens

Fokussierung der Aufmerksamkeit

BLEIBE BEI DIR

Geistige Heilung ist gleichbedeutend mit der Heilung des eigenen Geists, die Schicht für Schicht erfolgt. Sie geht weit über Methoden hinaus, bei denen heilende Energie ausgesendet wird. Wir dringen stattdessen tief in unser Unterbewusstsein vor und beginnen die kosmische Ordnung in allen Bereichen unseres Seins wiederherzustellen, bis wir an die Stelle gelangen, wo wir die Liebe und die Einheit in uns erneut integrieren können.

Eine der wichtigsten Grundlagen der Geistigen Heilung ist die Fokussierung der Aufmerksamkeit. Sie ermöglicht uns, maximale Energie zu erzeugen, um sie für unsere Zwecke der Heilung und Lebensverbesserung zu nutzen. Richte hierfür die Hauptaufmerksamkeit auf deinen Körper, und handle immer aus deiner »zweiten Aufmerksamkeit« heraus: Du spürst dich, du bleibst in dir, während du nach außen agierst. Das ermöglicht dir die bestmögliche Konzentration, und du bildest einen reinen Kanal deines Selbst. Rund 90 Prozent deiner Aufmerksamkeit sollten immer bei dir bleiben, und nur zehn Prozent deiner Energie sollten nach außen zu deiner jeweiligen Tätigkeit fließen. Wenn du dich unwohl fühlst oder Schmerzen hast, richte deine zweite Aufmerksamkeit darauf, und beobachte, welche Informationen in dir aufsteigen und wie sich dein Befinden im Licht der Aufmerksamkeit verändert. Auch bei der Arbeit mit anderen Menschen oder Tieren ist es wichtig, bei dir zu bleiben.

Um dich auf den fokussierten Zustand einzustellen, lass deine Aufmerksamkeit in dein Herzchakra fließen. Spüre, wie du den Raum deines Herzchakras mit deiner Präsenz erfüllst. Verankere nun deine Absicht und deine Aufmerksamkeit in dir. Um diesen Zustand aufrechtzuerhalten, braucht es ständige Übung, die du am besten täglich in deinen Alltag einfließen lässt.

ÜBUNG: SPÜRE DEINE SOCKEN
Dies ist eine äußerst wirkungsvolle Übung, die wir alle immer wieder durchführen sollten, am besten mehrmals am Tag. Sie geht ganz einfach: Richte deine Aufmerksamkeit auf deine Socken, und nimm sie wahr. Dafür muss du dich weder hinsetzen noch hinstellen. Lass deine Augen geöffnet. Wenn du keine Socken trägst, kannst du auch deine Füße spüren, aber probiere es aus: Mit Socken gelingt es dir ganz leicht, dich zu erden und in dir zu sein. Übe jetzt gleich – und fühle, was es mit dir macht.

Du wirst möglicherweise feststellen, dass du dabei mehr in deinem Körper bist, dass dein Kopf ruhiger wird und du dich zentrierter fühlst.

Während der Übung verteilt sich deine Energie gleichmäßig im Körper, und du verbindest dich mit der Erde. Dabei wird verbrauchte oder überschüssige Energie in die Erde geleitet, und frische Energie erfüllt deinen Körper und nährt dich. Ganz nebenbei werden deine Füße besser durchblutet und angenehm warm. Also spüre deine Socken so oft am Tag und so lange, wie du kannst.

ÜBUNG: ATME DICH IN DICH HINEIN
Um deine Aufmerksamkeit in dir zu bewahren, atme in dieser Übung dich selbst ein, und nimm dich bewusst in deinem Körper wahr. Spüre mit jedem Atemzug, wie du dich selbst in deinen Körper einatmest. Nimm wahr, wie du dich selbst von innen ausfüllst.

BLEIBE MIT DER AUFMERKSAMKEIT IN DER GEGENWART

Fokussiere dich auf das, was du tust, und springe nicht mit deinen Gedanken zu anderen Dingen. Damit es dir besser gelingt, spüre deinen Körper – oder deine Socken –, und versuche, alles andere auszublenden. Überprüfe auch deine Gewohnheiten. Wenn du isst, dann lies nicht dabei und sieh auch nicht fern, höre keine Musik und auch keine Nachrichten. Konzentriere dich auf das Kauen und Schlucken. Bleibe bei dir in jeder Situation.

DER KÖRPER ALS GÖTTLICHES INSTRUMENT

Unser Körper ist ein göttliches Instrument, das uns darauf hinweist, ob wir unseren eigenen oder einen falschen Weg gehen. Wir bekommen ständig Signale von ihm. Aus diesem Grund ist es wichtig, die Aufmerksamkeit zu fokussieren, achtsam mit unserem Körper umzugehen und seine Signale deuten zu lernen. Wenn du die Aufmerksamkeit bei dir behältst, hat das nichts mit Ichbezogenheit zu tun. Heilung kann nur dann erfolgen, wenn du bei dir selbst bist. Dann gelingt es dir auch, bewusst zu leben und deine Schwingung zu erhöhen.

> **ÜBUNG: KÖRPERSIGNALE WAHRNEHMEN**
> Wende dich nun deinem Körper zu, und spüre dich einfach. Wie fühlt sich dein Körper an? Geht es ihm gut? Wie ist das Gefühl, wenn du deine direkte Umgebung anschaust – welche Empfindungen entstehen in deinem Körper? Wie ist es, wenn du die Kleider an deinem Leib spürst – welche Empfindungen entstehen dabei? Wie ist es, wenn du an deinen Arbeitsplatz denkst? Beobachte, was dabei in deinem Körper vorgeht. Wie fühlt sich dein Körper an, wenn du an einen Sonnenaufgang am Meer denkst? Wie

fühlt er sich an, wenn du vor dem Fernseher sitzt oder ein Telefonat führst? Wie ist es, wenn du dich deinem Hobby widmest?

Spürst du es? Dein Körper zeigt dir durch Empfindungen, ob etwas dir Energie gibt oder ob Energie abzieht.

Nun heißt es zu lernen, im Körper zu sein, ihn wahrzunehmen und auf ihn zu hören.

Dein Körper als Diagnoseinstrument

Unser Körper ist ein besonderes Instrument. Er reagiert auf alles, was uns umgibt und womit wir in Berührung kommen. Er registriert jede Schwingung im Außen und signalisiert uns, ob diese Schwingungen für uns wohltuend oder besser zu vermeiden sind.

Die Kommunikation des Körpers verläuft über Empfindungen, die sich oft leise und subtil melden. Unser Körper sendet ständig Signale. Wenn wir in uns sind und dort verweilen, können wir die Zeichen unseres Körpers zu unserem Wohl nutzen. Aber meistens hören wir nicht auf sie. Wir werden zu sehr von äußeren Eindrücken abgelenkt und merken nicht einmal, wenn unser Körper uns auf etwas hinweist. Denn wir sind mit unserer Aufmerksamkeit nicht im Körper.

Damit wir unseren Körper als sensibles Barometer nutzen können, das uns in jeder Situation des Lebens zeigt, was für uns gut oder weniger gut ist, sollten wir lernen, unsere Aufmerksamkeit im Körper zu bewahren. Dann können wir unseren Körper auch wie ein Pendel benutzen. Wie im vorigen Kapitel ausgeführt, möchte ich dich an dieser Stelle noch einmal daran erinnern: Bei der Geistheilung ist sehr empfehlenswert, die Aufmerksamkeit zu 90 Prozent im Körper zu behalten und nur die restlichen zehn Prozent nach außen auf unsere Handlungen zu lenken.

ÜBUNG: KÖRPERPENDEL
Stelle dich gerade hin. Lass deine Augen offen, um ganz im Jetzt zu sein. Sage das Wort »Ja«, und spüre, wie dein Körper darauf reagiert. Danach sage »Nein«, und nimm den

Unterschied zu vorher war. Gewöhnlich bewegt sich der Körper bei einem »Ja« leicht nach vorn und bei einem »Nein« nach hinten. Fühle die Sprache deines Körpers.

Sobald du das Ja und Nein deines Körpers erkennst, nimm verschiedene Gegenstände in beide Hände und halte sie jeweils vor deine Brust. Spüre bei jedem einzelnen Gegenstand, wie dein Körper darauf reagiert. Probiere einen Apfel, eine Banane, danach Kaffee oder Wein. Du kannst auch ein Buch oder eine Zeitschrift in die Hände nehmen und fühlen, wie dein Körper darauf reagiert. Spiele eine Zeit lang damit, um dein körperliches Pendel besser kennenzulernen.

AUF DIE ANZEICHEN DES KÖRPERS HÖREN

Um auf die Signale des Körpers hören zu können, muss man mit allen Sinnen im Körper sein. Erinnere dich ständig daran, dich zu zentrieren und dir deiner Wahrnehmungen bewusst zu sein. Wenn du deine Socken nicht spürst, nicht in dir bist, dann übersiehst du die Signale deines Körpers.

Oft sind die Anzeichen eindeutig: Im Supermarkt musst du ständig niesen, oder du bekommst beim Gespräch mit einer bestimmten Person Kopfschmerzen. Wenn du in der Natur an einem bestimmten Platz bist, fühlst du dich ganz und gar wohl, oder dein Herz geht auf, wenn du eine bestimmte Tätigkeit ausführst. Das alles sind Signale deines Körpers, die dir mitteilen, was für dich am besten ist und was lieber vermieden werden sollte. Wenn du lernst, auf deinen Körper zu achten und seinen Signalen entsprechend handelst, kannst du dein Wohlbefinden steigern und optimal für deine Gesundheit sorgen. Genau wie beim Heilen zeigt dir dein Körper durch seine Empfindungen, ob du mit dem, was du tust, richtig liegst.

WIE INNEN, SO AUSSEN

Ein universelles Gesetzt besagt: Wie innen, so außen. Wie deine innere Welt, so deine äußere Welt. Wie deine Gesundheit und dein Wohlbefinden, so auch dein Aussehen und deine Körperhaltung, dein Gesichtsausdruck – dein ganzes Leben. Alles im Außen zeigt dir wie ein Barometer, wie es um deinen inneren energetischen Zustand bestellt ist.

Wenn wir diesen Zusammenhang erkennen, können wir anfangen, unser Innenleben zu verändern und bewusst zu verbessern. Das bewusste Verbessern ist eines der Werkzeuge der Geistigen Heilung. Wende es an, indem du achtsam mit dir und deiner Umgebung umgehst.

Gesicht

Stelle dich vor den Spiegel, und betrachte dich selbst, so wie du bist – ungeschminkt und möglichst mit zurückgekämmtem Haar. Versuche, dich ohne Ablehnung und Bewertung zu sehen, als ob du jemand Fremden betrachtest. Schaue, was dir das Gesicht, das dir aus dem Spiegel entgegenblickt, zu sagen hat. Welche Geschichten erzählen dir deine Augen und deine Falten, Flecken, Muttermale, Narben?

Sieh dich an, und fühle in dich hinein, welche Geschichten sich auf dein Gesicht gelegt haben. Beobachte, welche Gedanken dir dabei in den Sinn kommen. Sage dann einfach »Ja« zu diesen Gedanken und Geschichten, und nimm sie an, um Frieden mit ihnen zu schließen und sie loszulassen. Menschen, die keine oder nur wenig Falten haben, können sich besser entspannen und loslassen. Sorge dafür, dass du dein Gesicht oft bewusst entspannst: Damit lässt du auch deine Vergangenheit besser los.

Auch die inneren Dialoge zeichnen unser Gesicht, wenn sie nicht unterbrochen und losgelassen werden. Probiere die folgende Übung; sie hilft dir, dich tief zu entspannen und wieder in deinen Körper zu kommen.

ÜBUNG: RAUM RÄUMEN

Stelle dir vor, dein Gehirn wäre ein großer Raum. Durch die ständigen inneren Dialoge und chaotischen Gedanken füllt sich dieser Raum mit immer mehr Menschen, Dingen und Ereignissen. Es wird voll und laut.
Stelle dir nun vor, du gehst in diesen Raum hinein. Betrachte das Chaos, und sage: »Stopp! Danke, dass ihr alle da wart, aber bitte räumt jetzt den Saal. Ich wünsche mir, allein und in Stille zu sein. Tschüss!« Nun sieh zu, wie alle Menschen, mit denen du in deinem Kopf Gespräche geführt hast, den Raum verlassen und alles mitnehmen, was sonst noch an Bildern und anderen Gegenständen herumliegt oder -hängt. Bis ein leerer Raum entsteht, in dem alles weiß ist. Und du versenkst dich in diesen weißen Raum und genießt die Stille und die Leere in deinem Kopf.

Körperhaltung

Auch durch eine bewusste Körperhaltung kannst du lernen, in deinem Körper zu sein und die Sprache des Körpers zu nutzen. Als Erstes untersuche deine gewohnte Körperhaltung, und frage dich, was sie dir erzählt. Wie im Gesicht können sich in unserer Körperhaltung frühere Erlebnisse, die damit verbundenen Geschichten und unbewusste Gedanken ablagern.

Lächeln

Ein sanftes Lächeln befreit uns von Spannungen, verbessert unsere Gedanken und erhöht die Schwingung. Lächle, so oft du kannst, mache Lachkuren, bei denen du einen ganzen Tag lang bewusst lächelst. Dadurch wirst du mehr in deinem Körper verankert und unterstützt deine Gesundheit.

SICH VON ALTEM TRENNEN

Andenken jeder Art ziehen uns zurück in die Vergangenheit und machen es schwer, in der Gegenwart präsent zu sein und somit auch der Stimme des Körpers zu folgen. Räume daher alles weg, was deinen Geist davon ablenkt, im Hier und Jetzt und in deinem Körper zu sein. Frage dich beim Anblick von Fotografien und anderen Andenken, an welche Zeit sie dich erinnern. Warst du damals wirklich glücklich? Lass nur Erinnerungen an glückliche Momente zu, und trenne dich von allen Andenken an Zeiten, in denen du nicht in dir warst. Auch wenn diese Erinnerungsstücke tief im Schrank, unten im Keller oder auf dem Dachboden gelagert sind, haben sie nach wie vor eine energetische Wirkung auf deine Umgebung, dein Zuhause und vor allem auf deinen Geist.

Alles, was du mit seitlich gerichtetem, unbewusstem Blick wahrnimmst, wirkt auf dich viel stärker, als du denkst, denn es schleicht sich in dein Unterbewusstsein ein und programmiert dich. Dein Körper spürt dies und gibt dir unaufhörlich Signale des Unwohlseins. Wenn diese Signale überhört oder gar missachtet werden, verwandeln sie sich in chronische Symptome.

Daher zögere nicht – und werde Zeuge, wie ein Gefühl der Befreiung in deinem Körper einsetzt, sobald du dich von Altem trennst und loslässt.

Der Energiekörper des Menschen: die Chakren

UNSER ENERGETISCHER KÖRPER

Wir Menschen sind geistige Wesen, wir bestehen aus Schwingung und Energiestrukturen. Unser physischer Körper ist nur ein kleiner Teil unseres großen Körpersystems. Um den physischen Körper herum befindet sich die Aura – unser energetischer Körper. Auch wenn wir gewöhnlich unsere Aura nicht sehen können, heißt das nicht, dass wir sie ignorieren dürfen.

Unser energetischer Körper hat einen immensen Einfluss auf unseren physischen Körper. Alles in uns ist miteinander verbunden, Körper, Geist und Seele bilden eine Einheit. Unsere Aura ist ein komplexes System, das schwingt und sich ständig verändert. Wenn wir uns entwickeln, so entwickelt sich auch unsere Aura. Bei einem spirituell hoch entwickelten Menschen und Meister ist die Aura sehr komplex. Je höher die Schwingung eines Menschen, desto vielfältiger und tiefer ist seine Energiestruktur.

DIE CHAKREN

Das Wort Chakra stammt aus dem Sanskrit und bedeutet Rad oder Kreis aus Licht. Chakren sind ähnlich wie die Organe wichtige Energiezentren unseres Systems und dienen als Knotenpunkte für die Verbindung von Körper, Geist und Seele. Sie sehen wie ein kegelförmiger Doppelwirbel aus: Der eine Wirbel öffnet sich nach vorn und der andere nach hinten. Chakren transportieren Energie jeder Art – auch Prana, die kosmische Lebensenergie – über feine Energiekanäle, die die einzelnen Chakren miteinander verbinden. Wenn nur ein einziges Chakra blockiert ist, kann dies zu einer Behinderung des gesamten Energieflusses führen.

Die Chakren stehen darüber hinaus mit bestimmten Drüsen des endokrinen Systems unseres physischen Körpers direkt in Verbindung und sind so an der Steuerung lebenswichtiger Prozesse im Körper beteiligt.

Jedes Chakra hat seine eigene Bewusstseinsebene. Seit alters wird den Chakren jeweils eine bestimmte Farbe des Regenbogenspektrums zugeordnet; zusammen bilden sie die Farbe Weiß. Weiß steht für Vollendung; wenn alle Chakren vollkommen in Harmonie schwingen, kommen wir zur Erleuchtung. In vielen Religionen wird die Erleuchtung als höchste Stufe der menschlichen Entwicklung dargestellt. Doch sollten wir nicht außer Acht lassen, dass erst nach der Erleuchtung unser tatsächliches, waches Sein beginnt, in völligem Einklang mit dem ganzen Universum. Bis dahin gleichen unsere Leben und die Aufenthalte im Zwischenleben eher einem Schlaf.

Nach meiner persönlichen Beobachtung trifft die gängige Farbbeschreibung nicht mehr genau zu. Seit dem Jahr 2000 inkarnieren immer mehr »neue« Seelen auf der Erde, die völlig andere Farben in den Chakren aufweisen. Ihr gesamtes Energiefeld und ihr Aurabild unterscheiden sich von dem bisher Gewohnten. Es sind Menschen der neuen Zeit, die völlig neuartige Energiestrukturen aufweisen. Solche »neuen« Menschen haben auch schon vor dem Jahr 2000 einzeln inkarniert. Deswegen und weil die Farben bzw. Schwingungen der Chakren sich mit der geistigen Entwicklung ebenfalls verändern können, gebe ich bei der Beschreibung der Chakren keine Farben mehr an. Je höher der Mensch geistig entwickelt ist, desto komplexer ist seine gesamte Aurastruktur.

Es gibt sieben Hauptchakren, zwei Verankerungschakren, das obere und untere Milzchakra und zahlreiche Gelenk- und Nebenchakren, wie zum Beispiel die Knie-, Hand- und Fußchakren. Die sieben Hauptchakren und zwei Verankerungschakren bilden zusammen den Energiekanal, der den Menschen mit dem gesamten

Universum verbindet. Dieser Energiekanal, der auch als Pranaröhre bezeichnet wird, versorgt unser Körpersystem mit Lebensenergie.

Das Verständnis des energetischen Körpersystems des Menschen und seiner Wechselwirkung mit der Umwelt hilft uns, unsere Heilung einzuleiten. Im Folgenden sind die einzelnen Chakren im harmonischen wie im blockierten Zustand näher beschrieben.

Kronenchakra

Lage: am obersten Punkt des Kopfes
Hauptaspekt: Spiritualität
Planet: Saturn
Tag: Samstag
Steine: Amethyst, violetter Turmalin
Unterstützende Aromaöle: Weihrauch, Rosenholz, Neroli, Johanniskraut, Olibanum
Verbindung zu den Hormondrüsen: Hypophyse

Das Kronenchakra ist das Zentrum der Spiritualität, es verbindet uns mit Allem was-Ist, mit der universellen göttlichen Kraft und mit unserem Seelenplan. Das göttliche Licht des Universums tritt durch das Kronenchakra in unser Körpersystem ein und ergießt sich in die Hypophyse, die sich genau in der Mitte unseres Schädels befindet. Die Hypophyse bildet lebenswichtige und lebenserhaltende Hormone und leitet sie durch die Lichtbahnen zu den weiteren Organen.

Im harmonischen Zustand: universelles Bewusstsein, höchste Erkenntnis, spirituelle Schöpferkraft und Ganzheit, spirituelles Verständnis, Selbstverwirklichung, tiefer innerer Frieden, Selbstermächtigung. Wenn alle andere Chakren ebenfalls voll entwickelt und frei von Störungen sind, kommt man zur Erleuchtung und Vollendung.

Im blockierten Zustand: Festhalten an materiellen Dingen, ein Gefühl von Mangel, Machtlosigkeit, Opferhaltung, Weltschmerz,

Dumpfheit, geistige Erschöpfung, Ablehnung der Schöpferkraft, Leere und Unzufriedenheit, Nervenleiden, Lähmungserscheinungen, multiple Sklerose, Krebserkrankungen. Ein- und Durchschlafstörungen, Migräne, chronische Krankheiten, Nervenleiden, Immunschwäche, Atemstörungen.

Die übersinnliche Kraft des Kronenchakras im harmonischen Zustand ist die spirituelle Wahrnehmung, auch als Prophetie bekannt. Zugang zu höheren Ebenen. Nutzt Meditationen, Gebete, Absicht und Energieübertragungen, um zu heilen.

Im blockierten Zustand des Chakras besteht die Gefahr, dass man anfällig für spirituelle Angriffe ist und oft mit Bösem und Negativität konfrontiert wird. Gefühl der Machtlosigkeit.

Stirnchakra

Lage: Stirnmitte zwischen den Augenbrauen
Hauptaspekt: Wahrnehmung und Selbstverwirklichung
Planet: Venus
Tag: Freitag
Steine: Lapislazuli, Saphir, dunkelblauer Turmalin, Sodalith
Unterstützende Aromaöle: Sandelholz, Minze, Jasmin,
    Zitronengras, Limette, Veilchen, Basilikum, Anis, Weihrauch, Lorbeer
Verbindung zu den Hormondrüsen: Zirbeldrüse

Das göttliche Licht, das sich durch das Kronenchakra in die Hypophyse ergießt, wird zum Stirnchakra und der Zirbeldrüse geleitet. Hier wird es als Intuition und Erkenntnis erfahren. Das universelle Wissen kann sich offenbaren. Die Stirnchakra ist der Sitz des Geistes und Verstandes, der Willensprojektion und außersinnlichen Wahrnehmung. Hier geschieht Manifestation durch die Gedankenkraft.

Im harmonischen Zustand: gutes Gedächtnis und Konzentrationsfähigkeit, Fokussierung, gute Intuition und Erkenntnis höherer Wirklichkeiten über das Alltagsbewusstsein hinaus. Sehen und Erkennen von wahren Dingen der Welt, Erkennen der nächsten Schritte, übersinnliche Wahrnehmung, Telepathie, Hellsichtigkeit, Hellhörigkeit, gute Vorstellungskraft und viel Fantasie, geistige Klarheit, Selbsterkenntnis, Visionen.

Im blockierten Zustand: Konzentrations- und Lernschwächen, fehlende Einsicht und Fantasie, ein unruhiger Geist, Neurosen, Schizophrenie, Ängste und Wahnvorstellungen, geistige Verwirrung, negative Gedanken, Grübeln, Kopfzerbrechen, Kopfschmerzen, Augenleiden und Sehschwäche, Hörschwäche und Ohrenleiden. Nebenhöhlenentzündungen und chronischer Schnupfen, Erkrankungen des Gehirns.

Die übersinnliche Kraft des Stirnchakras im harmonischen Zustand ist die visuelle Wahrnehmung sowie Hellsehen, Zukunftsehen, Fernwahrnehmung, Aurasehen und Röntgenblick, Empfangen von Visionen und Offenbarungen und die Fähigkeit, diese zu deuten und weiterzuvermitteln. Deswegen bezeichnet man das Stirnchakra auch als drittes Auge.

Im blockierten Zustand des Chakras besteht die Gefahr, dass man nicht zwischen verschiedenen Wahrnehmungen und Realitäten unterscheiden kann. Man sieht überwiegend Negatives, wie dunkle Gestalten und Verstorbene, und hat keine Kontrolle über den Fluss und die Art dieser Bilder.

Halschakra

Lage: an der Kehle
Hauptaspekt: Kommunikation und Selbstausdruck
Planet: Jupiter
Tag: Donnerstag
Steine: Aquamarin, Türkis, blauer Topas, blauer Turmalin,
    Chrysopras, blauer Malachit
Unterstützende Aromaöle: Eukalyptus, Kampfer, Pfefferminze,
    römische Kamille, Manuka, Ysop, Grapefruit
Verbindung zu den Hormondrüsen: Schilddrüse

Durch das Halschakra fließt unsere Wahrheit, die wir der Welt mitteilen und leben. Von Bedeutung ist, dass wir diese Wahrheit unverfälscht für unser Wohl und das Wohl des Ganzen nutzen. Wir stehen zu uns selbst und vertrauen auf unsere Wahrnehmungen.

Im harmonischen Zustand: Kommunikationsfähigkeit, verbale und kreative Ausdrucksfähigkeit, Sprachgewandtheit, bewusster Umgang mit Worten, Wahrhaftigkeit. Die Macht der Sprache. Im Zwiegespräch mit sich selbst sein und sich der Umgebung mitteilen können, die innere Wahrheit aussprechen und leben. Zum Ausdruck bringen, was in dir lebt. Inspiration, Zugang zu den inneren Schätzen, Individualität und Unabhängigkeit, Eigenständigkeit, kreative Energie, den eigenen Wert kennen, schöne Stimme, Musikalität.

Im blockierten Zustand: Schwierigkeiten, Gefühle und Gedanken in Worte zu fassen, Angst, die eigene Meinung zu vertreten, lästern, tratschen, negative Ausdrucksweise, Hemmungen, Schüchternheit, kein Zugang zur inneren Stimme, Halsschmerzen, Mandelentzündungen, Heiserkeit, Sprachstörungen, Schilddrüsenerkrankungen, Zahnschmerzen, Mundhöhlen-, Zahnfleisch- und Kieferentzündungen, Nacken- und Schulterschmerzen, Ohrenschmerzen, Tinnitus.

Die übersinnliche Kraft des Stirnchakras im harmonischen Zustand ist die verbale Wahrnehmung sowie Medialität, Channeling, Telepathie und Hellhören. Die Fähigkeit, Botschaften von anderen Menschen oder anderen Wesen, Töne, Musik und Klänge zu empfangen. Man kann sich dabei bewusst für diese Botschaften öffnen oder wieder verschließen.

Im blockierten Zustand des Chakras besteht die Gefahr, fremde Gedankenstrukturen nicht von den eigenen unterscheiden zu können. Es kann hier zu einer starken Besetzung kommen.

Herzchakra

Lage: Mitte des Brustkorbs
Hauptaspekt: Liebe und Beziehungen
Planet: Merkur
Tag: Mittwoch

Stein: Aventurin, Rosenquarz
Unterstützende Aromaöle: Rose, Jasmin, Cistrose, Estragon, Kardamom, Douglasie, Geranium, Iriswurzel, Magnolienblüte, Melisse, Mimose, Narzisse
Verbindung zu den Hormondrüsen: Thymusdrüse

Das Herzchakra bildet eine Brücke zwischen unserer inneren Erde (Wurzel-, Sakral-, Solarplexuschakra) und unserem Himmel (Hals-, Stirn-, Kronenchakra). Es vereint in sich die gesamte Kraft unseres Seins. Das Wesen des Herzchakras ist die bedingungslose Liebe. Bedingungslose Liebe hat keine Polarität und schwingt am höchsten. Wir können alle anderen Chakren reinigen und ausgleichen, wenn wir uns auf das Herzchakra und auf das Gefühl der bedingungslosen Liebe konzentrieren. Dies schenkt uns Ausgleich und Zentrierung in unserem gesamten System. Das Herzchakra ist das einzige Chakra, das weder von außen besetzt noch manipuliert werden kann. Deswegen ist die Verbindung mit dem Herzchakra für uns so wichtig, denn dadurch kommen wir in unsere Urschwingung zurück.

Im harmonischen Zustand: universelle Liebe, Selbstliebe, Mitgefühl, Verbindung mit der Welt über das Herz, Vergebung, Atem, loslassen und sich für das Neue öffnen, das Herz für sich selbst öffnen, die Weisheit des Herzens erfahren und zum Leben zur Verfügung stellen, Gottvertrauen, Herzenswärme, Mitgefühl, tiefes Verständnis und die Gabe, sich in andere hineinzuversetzen, segnen, Hingabe, Verantwortung, sich dem Leben öffnen, Überwindung von eigennützigem Denken und Handeln, Toleranz gegenüber Andersdenkenden und fremden Kulturen.

Im blockierten Zustand: Kontaktschwierigkeiten, Lieblosigkeit, hartherzig, verbittert, Einsamkeit, Probleme mit dem Annehmen von Liebe, Beziehungsprobleme, Ablehnung der Verantwortung, koronare Herzerkrankungen, Angina Pectoris, Herzrhythmusstörungen, zu hoher oder zu niedriger Blutdruck, Durchblutungsstörungen, Cholesterin, Lungenerkrankungen, Asthma, Atembeschwerden, Husten, häufige Erkältungen, Allergien, Schmerzen in der Brustwirbelsäule und den Schultern, Rheuma in Armen und Händen, Akne, Hauterkrankungen.

Die übersinnliche Kraft des Herzchakras im harmonischen Zustand ist das Wahrnehmen von Wünschen und Bedürfnissen anderer Menschen sowie das Erkennen ihrer Lebensmission und ihres Weges. Man kann Unterstützung und Beistand für seine Mitmenschen anbieten und sich auf Lebensberatung und Beratung in Beziehungsfragen spezialisieren.

Im blockierten Zustand des Chakras besteht die Gefahr, dass man die Verantwortung für die Bedürfnisse, die unbefriedigten Sehnsüchte und die Heilung anderer übernimmt oder fremde Bedürfnisse und Sehnsüchte für seine eigenen hält.

Solarplexuschakra

Lage: Magengrube, am Solarplexus
Hauptaspekt: innere Sonne, glänzender Edelstein
Planet: Mars
Tag: Dienstag
Stein: Citrin, heller Rauchquarz
Unterstützende Aromaöle: Rosmarin, Lavendel, Gewürznelke, Kamille, Zitrone, Anis, Oregano, Koriander, Grapefruit, Fenchel
Verbindung zu den Hormondrüsen: Bauchspeicheldrüse

Das Solarplexuschakra ist unsere innere Sonne und hat die Aufgabe, die Ereignisse in unserem Leben zu verarbeiten und als Stoff zur Leuchtkraft in uns zu nutzen. Wenn wir uns selbst als vollkommenes Wesen erkennen, wird dieses Chakra aktiv und wirkt wie eine Kraftquelle in uns. Wenn wir aber Dinge in unserem Leben nicht verdauen, nicht verarbeiten können, weil wir sie von Grund auf ablehnen, ist dieses Kraftzentrum geschwächt, und uns fehlt das Licht zum Leuchten ebenso wie die Wärme für den Stoffwechsel.

Im harmonischen Zustand: hohes Maß an Energie und Lebendigkeit, Selbstbewusstsein, Selbstvertrauen, Zufriedenheit, Ziele werden verwirklicht, Tatkraft, Weisheit, Entfaltung der Persönlichkeit, Macht im positiven Sinne, Sensibilität und Mitgefühl, intuitive Entscheidungen (aus dem Bauch heraus), Gefühle können akzeptiert und gelebt werden, gute Nerven, guter Schlaf. Ich-Gefühl, Selbstakzeptanz, bedingungsloses »Ja« zum Leben. Durchsetzungs- und Willenskraft.

Im blockierten Zustand: mangelnde Lebensenergie, Gefühlskälte, Gleichgültigkeit, Unsicherheit, Widerstand gegen Veränderungen, mangelndes Selbstbewusstsein, Machtbesessenheit, übertriebener Ehrgeiz und Leistungsdenken, Rücksichtslosigkeit, Wutanfälle, Zorn. Ziele nicht erreichen, keine Durchsetzungskraft. Schmerzen in der Lendenwirbelsäule, Nervenerkrankungen, Unter- oder Übergewicht, Magen- und Leberbeschwerden, Erkrankungen von Milz und Gallenblase, Gelbsucht, Verdauungsstörungen, Blähungen, Sodbrennen, Essstörungen, Diabetes mellitus, Arthritis, Schlafstörungen.

Die übersinnliche Kraft des Solarplexuschakras im harmonischen Zustand ist die mentale Wahrnehmung sowie Hellfühligkeit. Das innere Wissen, was andere Menschen denken und glauben. Man erkennt die Glaubenssätze, die einem Problem zugrunde liegen, und bringt Klarheit hinein. Fähigkeit, die Energiestrukturen intuitiv wahrzunehmen, sie zu deuten und die Erkenntnisse daraus weiterzuvermitteln.

Im blockierten Zustand des Chakras besteht die Gefahr, dass man die Glaubenssätze und Gedanken anderer als seine eigenen übernimmt, dadurch falsche Ziele anstrebt und einem falschen Weg folgt.

Das Sakralchakra
Lage: unterhalb des Bauchnabels
Hauptaspekt: süße, weibliche schöpferische Kraft
Planet: Mond
Tag: Montag
Stein: Karneol, Achat, Feueropal

Unterstützende Aromaöle: Ylang-Ylang, Sandelholz, Myrrhe, Bitterorange, Pfeffer, Vanille, Orange
Verbindung zu den Hormondrüsen: Keimdrüsen: Eierstöcke und Hoden

Das Sakralchakra ist der Sitz der Lebenslust und der Süße des Lebens. Der Genuss des eigenes Seins, der sich als Kreativität und Schöpferkraft ausdrückt. Die Verbindung und Beziehung zum inneren Kind und die Fähigkeit, für sich selbst zu sorgen und sich selbst zu nähren mit allem, was man für sein Leben und die weitere Entwicklung braucht. Hier befindet sich auch der Sitz des schöpferischen mütterlichen Prinzips in uns.

Im harmonischen Zustand: Lebensenergie und Lebensfreude, Kreativität und Sinnlichkeit, schöpferische Kraft, positive Bindungen zu anderen Menschen und zum anderen Geschlecht, Selbstbewusstsein und Begeisterungsfähigkeit, Fähigkeit, loszulassen. Die Lust am Leben, Freude daran, lebendig zu sein und zu leben, sich selbst spüren, den Körper zu fühlen. Universelles Gleichgewicht, Begeisterung und Körperbewusstsein. Bereitschaft und die Fähigkeit, sich selbst zu erkennen. Freude an Sexualität und Schöpferkraft.

Im blockierten Zustand: in der Vergangenheit feststecken, Bedauern, Unfähigkeit, das Leben zu genießen, sich Vorwürfe machen, Schuldgefühle, seelische Kraftlosigkeit, Motivationslosigkeit, Eifersucht, Neid, zwanghaftes Sexualverhalten, Sexgier, sexuelles Desinteresse, Süchte, Stimmungsschwankungen, Triebhaftigkeit. Unterleibserkrankungen der Gebärmutter und Eierstöcke, Menstruationsbeschwerden, Prostata- und Hodenerkrankungen, Potenzstörungen, Pilzerkrankungen, Hautprobleme, Geschlechtskrankheiten, Blasen- und Nierenprobleme, Erkrankungen von Blut und Lymphe, Schmerzen im Bereich der Lendenwirbelsäule, Hüftschmerzen.

Die übersinnliche Kraft des Sakralchakras im harmonischen Zustand ist die Wahrnehmung der Gefühle und Stimmungslagen. Fähigkeit, Gefühle und Stimmungen anderer zu empfinden und zu deuten. Man erkennt ihre Ursache und kann Menschen mit einem guten Rat beistehen.

Im blockierten Zustand des Chakras besteht die Gefahr, dass man die Gefühle und Stimmungslage anderer absorbiert und daran festhält. Man neigt dazu, die Stimmung anderer für seine eigene zu halten.

Wurzelchakra

Lage: unteres Ende der Wirbelsäule, Steißbein
Hauptaspekt: Sicherheit
Planet: Sonne
Tag: Sonntag
Stein: Granat, Koralle, Rubin
Unterstützende Aromaöle: Nelke, Rosmarin, Ingwer, Zypresse, Zeder, Patschuli, Vetiver
Verbindung zu den Hormondrüsen: Nebennieren

Das Wurzelchakra bildet die Basis, um sich in der Materie als göttliches Wesen auszudrücken. Hier entsteht die Verwurzelung mit der Erde, in sich selbst und im Leben. Man steht fest auf beiden Beinen und ist für das Universum sichtbar, sodass man mit Lebensenergie und allem, was man braucht, versorgt wird.

Im harmonischen Zustand: Erdverbundenheit, die Wurzel und die innere Heimat in uns. Die Basis des Lebens, Sicherheit, Geborgenheit, mit beiden Beinen auf der Erde stehen, Urvertrauen, Lebenskraft, Lebenswille und die innere Urkraft. Aktiv, gute gesundheitliche Konstitution, Ausdauer, Durchhaltevermögen, stabile Knochen und Nägel, gute Zähne, gesunde Verdauung und Ausscheidung.

Im blockierten Zustand: mangelnde Lebensenergie, wenig Lebensfreude, mangelndes Vertrauen ins Leben, Existenzängste, Zukunftsängste, Misstrauen, psychische Kraftlosigkeit, Depressionen, Darmbeschwerden, Verstopfung, Durchfall, Hämorrhoiden, Kreuzschmerzen, Ischiasleiden, Hexenschuss, Knochenerkrankungen, Osteoporose, Schmerzen in Beinen und Füßen, brüchige Nägel, Krampfadern und Venenleiden, Blutarmut, Blutdruckschwankungen, Haarausfall, allergische Beschwerden, Stress, Hektik, Hysterie.

Die übersinnliche Kraft des Wurzelchakras im harmonischen Zustand ist die körperliche Wahrnehmung. Man nimmt die Energie mit dem Körper wahr, mit den Händen, durch Handauflegen, durch kinesiologische Tests, Pendeln oder durch Rutengehen. Man hat ein Gespür für körperliche Beschwerden anderer Menschen und kann auch die Ursachen dieser Beschwerden erkennen. Im harmonischen Zustand ist man in der Lage, die Symptome anderer von den eigenen zu unterscheiden, und kann fremde Symptome, die man spürt, loslassen oder sich davon abgrenzen.

Im blockierten Zustand des Chakras besteht die Gefahr, dass man die körperlichen Beschwerden der anderen absorbiert.

VERBINDUNGSCHAKREN

Es gibt zwei Verbindungschakren – das Erdchakra und das Himmelschakra –, die uns mit unserem Lebensraum und mit dem ganzen Universum verbinden. Wenn eines oder gar beide Chakren blockiert sind, so sind wir von der universellen Nahrung und der Lebensenergie abgeschnitten. Durch bestimmte schwarzmagische Praktiken können die Verbindungschakren sogar ganz geschlossen werden, sodass der Betroffene seiner Lebensenergie vollkommen beraubt wird. Manipulationen und psychische Angriffe von außen schwächen diese Chakren. Durch unsere gezielte Aufmerksamkeit können sich Blockaden auflösen, sodass die Energie wieder fließt.

Erdchakra
Lage: etwa 50 bis 80 cm unter den Füßen
Hauptaspekt: Verbundensein
Planet: Erde
Verbindung zum Körper: Schweißdrüsen
Farbe: Silber, strahlend Weiß oder auch Gold

Das Erdchakra ist direkt mit dem Herzen von Mutter Erde verbunden. Es bildet einen Energieknoten, durch den die Frequenzen der Erde in das Körpersystem des Menschen geleitet werden. Wenn man auf diese Weise verbunden ist, passt sich der Herzschlag an den Herzschlag der Erde an. Hierbei entsteht eine höhere Schwingung, die uns auf einer tiefen Ebene erdet. Dadurch sind wir in der Lage, unsere Lebensmission zu erkennen und zu leben. Wir fühlen uns vom Leben getragen und überall dort, wo wir uns gerade aufhalten, willkommen.

Im harmonischen Zustand: das Gefühl der Verbundenheit mit der ganzen Schöpfung der Erde. Existenzielle Sicherheit, im Fluss und Fülle leben. Veganismus. Nüchterne und achtsame Lebensweise. Bedürfnis, sich für die Umwelt, Tiere und Menschenrechte zu engagieren. Gemeinschaftssinn. Man erkennt, dass wir alle verbunden sind und dadurch auch all das sind, was um uns herum ist.

Im blockierten Zustand: sich verloren fühlen, wie im falschem Leben, falsch am Platz. Zerstörerische Gedanken und Taten wider die Natur und ihre Lebewesen, Ernährung mit tierischen Produkten, Alkoholismus und andere Süchte, Zwänge, Bewusstseinsstörungen, Besetzungen, Selbstmordgedanken. Ausübung von schwarzmagischen Praktiken. Manipuliert sein und nicht in sich ruhen.

Die übersinnliche Kraft des Erdchakras im harmonischen Zustand ist die Wahrnehmung der Natur. Tierkommunikation, Kommunikation mit den Pflanzenwesen, Steinen, Elementen, schamanische Wahrnehmung ohne Einsatz von bewusstseinsverändernden Substanzen.

Im blockierten Zustand des Erdchakras besteht die Gefahr, dass man seine Fähigkeiten negativ einsetzt, um anderen zu schaden und sie zu manipulieren.

Himmelschakra

Lage: etwa 50 bis 80 cm über dem Kopf
Hauptaspekt: Teil des Ganzen sein
Farbe: Gold oder strahlend Weiß
Verbindung zum Körper: Hautporen

Das Himmelschakra ist deine goldene Sonne, die über deinem Kopf leuchtet. Wenn du deine Hände über dem Kopf ausstreckst, kannst du dieses Chakra fühlen. Im alten Ägypten, auf Heiligenbildern der Christen, bei den Inkas und auch in anderen Kulturen wird die goldene Sonne über dem Kopf als Scheibe oder Heiligenschein dargestellt.

Das Himmelschakra bildet einen Himmelsknoten, durch den die Frequenzen des Universums in das Körpersystem des Menschen geleitet werden. Wenn es vollständig geöffnet ist und alles in unserem System vereint ist, können wir unser Karma vollständig auflösen und zur Erleuchtung gelangen. Ab diesem Moment beginnt das bewusste Sein, und wir sind in der Lage, unseren physischen Körper in einen Lichtkörper zu verwandeln, diesen nach unserem physischen Tod mitzunehmen und den Kreislauf der Reinkarnation auf der Erde zu beenden.

Im harmonischen Zustand: Glückspilz, Manifestationskraft, Selbstermächtigung, das Gefühl der Verbundenheit mit der ganzen Schöpfung des Universums. Eins sein mit Allem-was-Ist. Sich selbst genügen. Um die eigene Unsterblichkeit wissen, Fähigkeit zur Erleuchtung, Lichtkörperprozess, Telepathie, Telekinese und Teleportation. Über das Himmelschakra können wir uns mit unserer Seelenfamilie austauschen. Wenn es vollständig geöffnet ist, haben wir die Fähigkeit, uns nur durch Pranaenergie (Lichtnahrung) zu ernähren, und brauchen gar keine oder nur wenig physische Nahrung.

Im blockierten Zustand: Pechvogel. Sich allein und verloren im Kosmos fühlen. Ungestillter Hunger, Süchte aller Art. Sich vom Leben verraten fühlen, tiefer Fall der Seele, massive Besetzungen.

WEITERE CHAKREN

Außer den sieben Hauptchakren und den zwei Verbindungschakren gibt es noch verschiedene Nebenchakren. Jedes Nebenchakra ist genauso wichtig wie die oben erwähnten Chakren. Denn in uns ist alles eins, und selbst eine kleine Unstimmigkeit in einem Nebenchakra kann das ganze System in Disharmonie bringen. Je genauer wir unser System verstehen, desto besser können wir es unterstützen und bewusst verbessern.

In jedem Gelenk befindet sich ein Chakra, ebenso in allen Organen; manche Organe verfügen sogar über mehrere Chakren. Du kannst jedes Chakra in dir spüren, denn jedes Chakra bist du selbst. Richte deine fokussierte Aufmerksamkeit auf eine bestimmte Stelle deines Energiekörpers, und du bist sofort damit in Verbindung.

Im Folgenden beschreibe ich mehrere Nebenchakren, die mir wichtig erscheinen und die uns zeigen, dass alles miteinander verbunden ist und sich immer auf die Ganzheit auswirkt.

Kniechakra

Wenn du Knieschmerzen hast oder dir häufig die Knie verletzt, ist dies ein Zeichen dafür, dass dein Kniechakra blockiert ist.

Die Kniechakren befinden sich an beiden Knien. Ihre Themen sind nach vorne in die Zukunft gehen und sich weiterentwickeln. Blockaden äußern sich in Stillstand und der Anhaftung an Vergangenem, wenn man sich vom Leben und von bestimmten Lebensumständen niedergedrückt fühlt und sich schließlich aufgibt. Andererseits kann eine solche Blockade uns lehren, uns besser zu erden und das Leben neu zu überdenken. Das russische Wort für »Knie« bedeutet auch »Generation«, was für mich ein Spiegel dafür ist, dass die mit dem Kniechakra zusammenhängenden Themen häufig von den Vorfahren übernommen wurden. Gerade im Kniechakra begegnen wir der zu Beginn dieses Buches angesprochenen Thematik, dass wir unser eigenes Leben leben und unseren Weg gehen sollten. Wir betrachten unsere Vergangenheit, schauen unsere Ahnen an und schöpfen von ihnen die Kraft und die Weisheit für unsere Gegenwart (siehe Seite 151). Wir nehmen die Themen und die mit ihnen verbundenen Lektionen in Liebe und Dankbarkeit an. Und dann richten wir uns innerlich auf, drehen uns um und gehen unseren Weg.

Hüftchakren

Die Hüftchakren tragen in sich die Energie der Wandlung und stehen für innere und äußere Bewegung, den Drang, sich zu verändern, sich weiterzuentwickeln, neue Wege zu gehen, zu reisen und seine Wohnorte zu wechseln, etwas Neues zu sehen, zu fühlen und in sich zu integrieren. Blockierte Hüftchakren führen zu Bewegungslosigkeit in verschiedenen Bereichen des Lebens und der Entwicklung.

Fußchakren

Die Fußchakren befinden sich an den Fußsohlen. Sie verbinden den Menschen mit der Erde und bringen seine Welt, die Welt der Erde und die des Kosmos ins Gleichgewicht. Blockierte Fußchakren führen zu niedrigem Blutdruck, zu finanziellen Problemen und geben einem das Gefühl, dass das Leben an einem vorbeigeht.

Handchakren

Die Handchakren befinden sich an die Innenflächen beider Hände. Sie sind die Generatoren der schöpferischen Energie und werden in dem Moment aktiv, wenn wir etwas mit den Händen tun und erschaffen oder wenn wir mit den Händen heilen. Die Qualität der Energie wird durch das Herzchakra gesteuert. Ist das Herz von Liebe erfüllt, so fließt durch unsere Hände positive schöpferische Kraft.

Fingerkuppenchakren

Diese Chakren befinden sich jeweils an der Fingerkuppe. Sie haben eine ähnliche Funktion wie die Handchakren und erhöhen die Energie, die wir mit unseren Händen für die Heilung nutzen.

Ellenbogenchakren

Die Ellenbogenchakren haben einen Einfluss auf die Emotionen und speziell auf das Gefühl der Liebe. Durch die Ellenbogenchakren wird die Energie der Liebe aus dem Herzen weiter zu den Händen- und Fingerkuppenchakren geleitet.

Schulterchakren

Die Schulterchakren stehen für Verantwortung bei Männern und für Weichheit bei Frauen. Ein Mann mit blockierten Schulterchakren erweckt den Eindruck eines Menschen, den das Leben ermüdet. Auf seinen Schultern lastet die Schwere der Verantwortung; die Schultern hängen herab, und die Wirbelsäule wird krumm.

Blockierte Schulterchakren bei einer Frau machen sie männlich, eckig und wenig attraktiv.

Ohrenchakren

Die Ohrenchakren befinden sich über den Augenbrauen innen im Kopf. Sie stehen für Hellhörigkeit und die Kommunikation mit der geistigen Welt.

Unversöhnlichkeit kann die Ohrenchakren blockieren; wenn etwas für uns zu schmerzhaft ist, um es anzuhören, machen wir zu.

Schädelbasischakra

Die Schädelbasischakra befindet sich unterhalb des Schädelknochens im Grübchen im Nacken *(Medulla oblongata)*. Es steht in enger Verbindung mit dem Stirnchakra. Sein Thema ist die Kommunikation mit der geistigen Welt.

Die beiden Ohrenchakren, das Schädelbasischakra und das Stirnchakra bilden zusammen eine Ebene und mit dem Kronenchakra eine Pyramide, die im aktivierten Zustand eine Verbindung zur Akasha-Chronik herstellt (siehe auch Seite 98).

DAS MILZCHAKRASYSTEM

Das untere und das obere Milzchakra sind wichtige Nebenchakren, die jedoch selten erwähnt werden. Sie stehen mit dem Solarplexuschakra in intensivem Austausch und bilden zusammen ein Zentrum der Lebensenergie, das Milzchakrasystem. Alle drei Chakren absorbieren die Pranaenergie und leiten sie an die übrigen Chakren weiter. Sie haben einen Einfluss auf unser Glücksgefühl und stehen in Wechselwirkung mit der Nahrungsaufnahme. Oft wird das Solarplexuschakra als Milzchakra bezeichnet, da es sich in der Mitte direkt unter dem Brustbein befindet. Das untere Milzchakra liegt auf der Milz, jedoch im feinstofflichen Bereich des spirituellen Körpers. Das obere Milzchakra sitzt über der Leber, ebenfalls im feinstofflichen Bereich des spirituellen Körpers.

Das untere und das obere Milzchakra sind für die Sekretion der Drüsen und ein gesundes Funktionieren der zugehörigen Organe zuständig. Außerdem sorgen sie für die Reinigung und Entgiftung des physischen wie auch des feinstofflichen Körpers. Das untere Milzchakra ist das Zentrum des ätherischen Körpers, das obere Milzchakra das Zentrum des Astralkörpers. Von hier aus strahlt die Sonne in unseren physischen Körper hinein. Die Milzchakren haben einen enormen Einfluss auf den Energiehaushalt unseres ganzen Körpersystems.

In der heutigen Zeit sind die Milzchakren meist nicht im Einklang. Diese Disharmonie sorgt für Stimmungsschwankungen, die uns im Alltag erfassen. Sie bewegen sich wie Wellen ständig auf und ab und beeinflussen somit stark unsere Körper- und Gefühlsempfindungen. Wir leben permanent in einer Achterbahn der Gefühle. Aus der geistigen Welt habe ich jedoch die Information erhalten, dass im Jahr 2024 die Energie in den Milzchakren bei allen Menschen ausgeglichen wird. Dann wird jeder sein inneres Glück wiedererlangen und in einem ausgeglichenen Zustand bleiben. Wie dies geschieht, entzieht sich meiner Kenntnis. Ich glaube jedoch, dass nur ein bewusster Aufstieg den eigentlichen Transformationsprozess in uns bewirken kann.

Wenn die Milzchakren blockiert sind, sind wir nicht in der Lage zu erwachen, um unsere höchste Schwingung und die universelle Weisheit zu erlangen. Daher ist es von zentraler Bedeutung, dass wir bei der Chakrenreinigung und -aktivierung die Aufmerksamkeit auf die Milzchakren richten und uns um eine achtsame Lebensweise in unserem Alltag bemühen.

Folgende Faktoren können die Milzchakren schwächen, blockieren und zu Besetzungen führen: Zucker, Ernährung mit getöteten Lebewesen, Konsum von bewusstseinsverändernden Substanzen, dunkle Gedanken, destruktive Gefühle, böse Taten, schwarzmagische Praktiken. Menschen, die sich mit schwarzer Magie beschäftigen, erkranken meistens an Milz, Leber und Galle. In der Schulmedizin wird die Milz häufig nach einem stumpfen Bauchtrauma sowie verschiedenen inneren Erkrankungen entfernt, da sie nicht als lebensnotwendiges Organ gilt. Aber warum sollte unser Körper unnötige Organe erschaffen? Um die Funktion der Milz zu erhalten, ist es wichtig, das Augenmerk auf die Reinigung des Milzchakrasystems zu richten und auf eine gesunde, möglichst vegane Ernährung zu achten.

Bei allen schweren chronischen Erkrankungen sind die Milzchakren unausgeglichen und gestaut, genauso wie bei Menschen, die auffällig launenhaft, zornig und aggressiv sind. Diese Erkrankungen und die psychischen Zustände sind Folgen von Überspannung in den betreffenden Chakren. Ebenfalls ein sicheres Anzeichen für blockierte und besetzte Chakren sind extreme Müdigkeit, starker Energieverlust und auf psychischer Ebene die Neigung, sich andauernd Sorgen um sich und andere zu machen und sich selbst zu bemitleiden.

Besonders in den Milzchakren stoßen wir häufig auf massive Besetzungen durch nicht physische Wesenheiten, die durch eine einfache Aurareinigung nicht beseitigt werden können. Es gibt etliche nicht physische Wesenheiten, die an uns andocken und unser System blockieren. Dazu gehören die Seelen von verstorbenen Menschen und Tieren, elementale Naturwesen sowie dämonische Arten, Energievampire und astrale Wesen. In unserer heutigen Gesellschaft ist kaum jemand zu 100 Prozent frei von derartigen Besetzungen. Weil der sogenannte zivilisierte Mensch meist unbewusst und nicht präsent im Jetzt ist, können nicht physische Wesen jederzeit andocken, ohne überhaupt bemerkt zu werden. Durch ihre Energie beeinflussen sie die Schwingung des jeweiligen Menschen, was sich in der Folge in den erwähnten Blockaden zeigt. Es ist sehr wichtig, sich mit Besetzungen jeder Art auseinanderzusetzen, auch wenn dieses Wissen lange geheim gehalten wurde, um uns zu manipulieren und geistig zu versklaven. (Mehr darüber im Kapitel *Bewusstes Leben und Sterben als persönlicher Aufstieg* auf Seite 198 ff.)

Nur durch die systematische Arbeit an sich selbst, durch einen starken Willen, Selbstentwicklung und Selbsterkenntnis ist es möglich, die energetischen Zentren dauerhaft zu befreien und in Harmonie zu bringen. Diese Zentren sind die einzigen und letzten Kanäle zur höchsten Ebene unseres Bewusstseins, außerhalb der 24. Dimension. Nicht physische Wesenheiten blockieren diese, da sie uns in unserem unbewussten Zustand auf der Erde halten wollen. Sind die Ebenen der Milzchakren frei, dann leuchtet beim Menschen die Sklera, die äußere Umhüllung des Augapfels, in der Aura strahlend weiß. Dies ist nicht zu verwechseln mit aufgerissenen Augen; bei solche Menschen ist der Astralkörper blockiert, und es kann fremdes Bewusstsein anhaften.

DAS VEREINTE HERZCHAKRA

Die vereinte Herzchakra ist die Summe der sieben Hauptchakren, die sich zusammen für eine höhere göttliche Funktion geöffnet haben und miteinander verschmolzen sind, um den Lichtkörper zu bilden. Das Herzchakra bildet das energetische Zentrum. Im Zustand des harmonisch schwingenden vereinten Herzchakras sind wir in der reinen Liebe, und das Ego und der Verstand haben keine Macht mehr über uns.

Die Ausstrahlung des vereinten Herzchakras über unseren

physischen Körper hinaus entspricht dem vereinigten Lichtfeld – ein komplexes multidimensionales Energiefeld, unsere wahre Natur. In der neuen Zeit verschmelzen die gesamten Chakren und Energiekörper aller Menschen allmählich miteinander, bis wir endlich alle wieder eins werden.

AKTIVIERUNG UND HARMONISIERUNG DES GESAMTEN CHAKRASYSTEMS

Die Aktivierung und Harmonisierung des Chakrasystems sollte zur täglichen Körperhygiene gehören. Ist ein Chakra blockiert, ist das ganze System geschwächt. Nur ein stabiles Körper-Energie-System kann dir sicheren Schutz, gute Gesundheit und ein solides Leben gewähren.

Die Aktivierung geschieht nach der Prinzip: Dort, wo wir unsere Aufmerksamkeit hinlenken, fließt die Energie. Unsere Aufmerksamkeit und unsere Absicht sind mächtige Werkzeuge. Die folgende Übung zur Aktivierung deiner Chakren findest du auch auf der beiligenden CD.

MEDITATION: Track 2
CHAKRAAKTIVIERUNG UND HERSTELLEN DES HEILIGEN RAUMES IN DIR
Setze oder lege dich bequem hin. Schließe deine Augen.
Atme ganz tief in dich hinein, als ob du dich selbst einatmest und dich selbst in dir empfängst. Spüre deine Füße.
Du bist in dir!
Lass deine Aufmerksamkeit zu deinem Erdchakra fließen.
Nimm dieses Chakra wahr, versuche, es körperlich zu fühlen. Dieses Chakra bist du, es ist ein Teil deines Körpersystems. Konzentriere dich auf deine Absicht, dein Chakra zu aktivieren. Sage dir innerlich oder besser laut:»Mein Erd-

chakra ist aktiviert! Jetzt!« Nun fühle und lausche in dich hinein. Die Aktivierung ist bereits geschehen.

Als Nächstes fokussiere dich auf dein Wurzelchakra. Lass deine Aufmerksamkeit dahin fließen. Nimm dieses Chakra wahr, versuche, es körperlich zu fühlen. Konzentriere dich auf deine Absicht, dein Wurzelchakra zu aktivieren. Sage dir innerlich oder besser laut: »Mein Wurzelchakra ist aktiviert! Jetzt!« Nun fühle und lausche in dich hinein. Die Aktivierung ist bereits geschehen.

Fahre nun in deinem eigenen Tempo fort, indem du deine fokussierte Aufmerksamkeit auf alle weiteren Chakren richtest und sie mit deiner Absicht aktivierst: Sakral-, Solarplexus-, Herzchakra, Hals- und Kronenchakra, oberes und unteres Milzchakra und je nach deinem Wunsch auch die weiteren Nebenchakren. Zum Abschluss aktiviere das Himmelschakra über deinem Kopf.

Dann nimm dein ganzes Körpersystem wahr. Fühle, wie die Energie sich in dir gesammelt und gebündelt hat. Sprich noch einmal: »Alle Energiesysteme meines Körpersystems sind aktiviert und ganz. Jetzt und in alle Zeiten! So ist es. Danke!«

Spüre, wie das Erd- und Himmelschakra und die sieben Hauptchakren einen Kanal bilden. Durch diesen Kanal bist du mit allem, was ist, verbunden. Reine Lebensenergie strömt in dich hinein. Du wirst durch die Liebe und durch das Licht des Universums genährt und versorgt. Deine Aura ist rein und schwingt in hohen Frequenzen. Es entsteht ein Raum in dir und um dich herum – das ist dein heiliger Raum. Sprich nun folgenden Satz: »Nur die reine bedingungslose Liebe kann meinen heiligen Raum betreten. Für alle anderen Frequenzen, die niedriger als die bedingungslose Liebe schwingen, bin und bleibe ich unsichtbar. Mein Wort ist Gesetz. So ist es. Danke, danke, danke.«

Dann atme tief in dich hinein, beginne dich zu bewegen, strecke dich und gähne, um das Ergebnis in deinem System zu speichern.

Der Energiekörper des Menschen: die Aura

ALLES IST ENERGIE

Die Aura ist das feinstoffliche Energiefeld, das sich eiförmig um den physischen Körper jeden Lebewesens ausbreitet. Die Aura schwingt, vibriert und verändert sich ständig, je nachdem, wie wir uns fühlen und worauf wir unsere Aufmerksamkeit richten. Würden wir unsere Aura fotografieren, dann wäre das Bild in dem Moment, in dem wir es anschauen, schon nicht mehr aktuell.

Die Aura hat mehrere Schichten, die ich zum besseren Verständnis in verschiedene Bereiche unterteile. In Wirklichkeit sind diese Bereiche nicht getrennt, sondern durchdringen einander und sind ganzheitlich verbunden. Über den feinstofflichen Körper existieren viele verschiedene Theorien und Sichtweisen. Die folgende Aufstellung ist meine Art, unser Körpersystem wahrzunehmen.

Unser physischer Körper ist der Kern unseres Systems, der am niedrigsten schwingt, während der spirituelle Körper am höchsten schwingt. So besteht in unserem Körpersystem eine Hierarchie, und zugleich ist alles miteinander verbunden. An welchem Körperbereich du auch arbeitest, es hat eine Auswirkung auf dein gesamtes Körpersystem, denn alles in dir ist eine Einheit. Wo genau ein Körper aufhört und ein anderer anfängt, lässt sich nicht exakt sagen. Ebenso wenig kann man sagen, wo das Körpersystem des Menschen aufhört und wo das Universum selbst beginnt. Wir können uns mit unseren Körperzellen vergleichen: Die einzelne Körperzelle ist nicht vom Organismus getrennt, so wie auch wir nicht vom Universum getrennt sind.

Man kann an dieser Stelle darüber spekulieren, welche Körper von uns sterben und welche unsterblich bleiben. Aber gibt es den Tod überhaupt, oder ist er nicht immer nur eine Veränderung der Form? Energie geht nie verloren, und jede Form der Materie ist auch Energie. Alles ist beseelt, und somit ist alles immer da. So gesehen, sind wir ewige Wesen.

Versuche, dein Körpersystem nicht nur auf der Ebene deines logischen Denkens zu verstehen, sondern schau dich auch durch dein Herz an. Du kannst dein Wesen nicht mit Logik begreifen, nur mit Gefühl und deinem Herzen.

DER PHYSISCHE KÖRPER

Dieser Körper ist die verdichtete Form aller anderen Körper und so grobstofflich, dass wir ihn anfassen können. Der physische Körper schwingt am niedrigsten und ist dennoch genauso ein schwingendes Wesen wie der feinstoffliche Körper. Wenn man genau hinsieht, entdeckt man, dass sich alles in unserem physischen Körper in ständiger Bewegung und damit in Veränderung befindet. Genau wie unsere Aura vibriert der Körper so schnell, dass wir es mit dem Auge nicht wahrnehmen können. Betrachtet man zum Beispiel das Blut unter dem Mikroskop, wundert man sich, wie viel Leben und Bewegung es in einem so kleinen Tropfen gibt.

Auch unser Körper verändert sich, je nachdem, wie wir uns gerade physisch und geistig fühlen. Diese Veränderungen passieren sehr schnell, schneller, als wir es uns überhaupt vorstellen können. So sind zum Beispiel Analysen von Blut und Organen nur momentane Ergebnisse, die bereits nach wenigen Minuten nicht mehr stimmen. Gemeinsam mit meinem Mann und einem Heilpraktiker habe ich dazu ein Experiment gemacht. Unter dem Dunkelfeldmikroskop erscheinen die Blutzellen hell auf einem dunklen Hintergrund, was durch den speziellen Lichteinfall verursacht wird. Auf diese Weise können feinste Strukturen sichtbar gemacht werden, die unter einem gewöhnlichen Lichtmikroskop nicht erkennbar sind. Als wir uns Blut zur Untersuchung abnahmen, war es schon spät, und wir alle drei fühlten uns müde und abgespannt Die Ergebnisse unserer Blutbilder waren alles andere als gut und hätten einen Schulmediziner dazu veranlasst, uns alle möglichen Medikamente zu verschreiben. Anschließend führte ich eine zehnminütige Meditation mit Energieübertragung durch, die uns allen sehr guttat. Im Anschluss daran nahmen wir wieder Blut ab, und das Ergebnis sah ganz anders aus: klarer, gesünder – und das nach gerade mal zehn Minuten.

Dieses kleine Experiment zeigt, dass unser Geist unseren Körper steuert, und wenn der Geist heil ist, verändert sich auch der Körper und passt sich den neuen Schwingungen an. Du selbst kannst auf die Schwingung deines Körpers einwirken, indem du auf positive Weise denkst und lebst.

Die Zellen des physischen Körpers sind beseelt und wie ein eigenes Sternensystem. Dort leuchten die Sonnen und Sterne aus Mitochondrien. Mitochondrien sind die Kraftwerke der Zellen – lebendige Wesenheiten, die Lebensenergie speichern und sie uns zur Verfügung stellen.

DER ÄTHERISCHE KÖRPER

Der ätherische Körper hat die gleiche Struktur und Form wie der physische, er schwingt aber höher und gibt diesem Form und Halt. Er durchdringt den physischen Körper und dehnt sich etwa einen bis 15 Zentimeter über ihn aus. Man bezeichnet ihn auch als Blaupause des Körpers, denn in ihm ist der ursprüngliche Bauplan des physischen Körpers gespeichert. Wenn zum Beispiel ein Glied, ein Zahn oder ein Organ entnommen wird, ist es im ätherischen Körper nach wie vor präsent.

Die Organe des ätherischen Körpers sind Chakren, die über Meridiane verbunden sind. Durch diese Energiekanäle versorgt der ätherische Körper den physischen mit Lebensenergie. Im ätherischen Körper laufen unterschiedliche Reinigungsprozesse ab. Hier finden sich auch unsere karmischen Muster wieder, die energetisch Dinge oder Ereignisse in unser Leben ziehen, sodass wir unser Karma ausleben können. Wenn auch nur ein Chakra blockiert ist, so ist das ganze System gestört (siehe Seite 55). Die Schwingung des ätherischen Körpers verdichtet sich, was sich auf den physischen Körper und natürlich auch auf alle andere feinstofflichen Körper auswirkt. Daher ist es sehr empfehlenswert, die Chakren täglich zu reinigen (siehe Seite 75ff.).

DER EMOTIONALE KÖRPER

Der emotionale Körper, auch vitaler Körper genannt, ist der Träger unserer Gefühle und Charaktereigenschaften. Man kann ihn zum besseren Verständnis wiederum in zwei Schichten aufteilen. Die eine Schicht wird als Schmerzkörper und die andere als Astralkörper bezeichnet. Der emotionale Körper ist eiförmig und kann sich bis zu zwölf Meter weit ausdehnen. Je größer das Ego, desto größer ist auch der emotionale Körper.

Jede Gefühlsregung wird über den emotionalen Körper in die Aura ausgestrahlt. Angst, Wut und Sorgen zeigen sich als dunkles Wolkenbild in der Aura. Wenn ein Mensch positive Gefühle erlebt, wie Liebe, Dankbarkeit und Freude, strahlen die Farben seines emotionalen Körpers heller und durchlässiger. Über den emotionalen Körper senden wir Schwingungen in die Außenwelt und bestimmen dadurch, welche Ereignisse wir in unser Leben ziehen. Wenn wir etwas ablehnen oder vor etwas Angst haben, spiegelt es sich in unserer Aura und zieht noch mehr ähnliche Energien und Ereignisse an.

Der Schmerzkörper beinhaltet alle dramatischen Erinnerungsmuster, die bis in die Zellebene des physischen Körpers gespeichert werden. Hierzu zählen auch Muster, die aus anderen Inkarnationen mitgebracht wurden. Der Schmerzkörper kann ein Eigenleben entwickeln und ist stark mit unserem Ego verbunden. Das Ego wird durch die ständige Aufmerksamkeit auf den Schmerzkörper genährt und versucht daher, unseren Fokus immer wieder auf Ereignisse aus der Vergangenheit zu richten oder Sorgen und Ängste in die Zukunft zu projizieren.

Der Astralkörper ist der Teil unseres Systems, der bei Astralreisen auf Wanderschaft geht. Durch diesen Körper können wir außerkörperliche Erfahrungen machen und auch lernen, diese bewusst zu praktizieren, was ich jedoch nicht unbedingt empfehle. Besonders Menschen, die schlecht geerdet sind, unter chronischen körperlichen und seelischen Symptomen leiden oder psychisch labil sind, sollten davon Abstand nehmen. Bevor du dich mit Astralreisen beschäftigst, lerne, dauerhaft zu 90 Prozent im Körper verankert zu sein.

Bei starken seelischen und körperlichen Verletzungen kann der Astralkörper zusammen mit dem Schmerzkörper aus dem Leib austreten. Dann erlebt man sich und die dramatische Erfahrung wie von außen und spürt keinen physischen Schmerz. Dabei handelt es sich um einen Schutzmechanismus, der unser Überleben sichert. Die Informationen, die mit dem jeweiligen Ereignis zusammenhängen, bleiben jedoch im Schmerzkörper gespeichert, und auch wenn wir uns später nicht mehr daran erinnern können, wirkt dieses Ereignis auf uns und erzeugt niedrige Schwingungen, die sich negativ auf unser gesamtes Befinden auswirken.

Je öfter wir in unserem Leben seelische und körperliche Schmerzen erleiden, desto weniger bleiben wir geerdet, denn der emotionale Körper verschiebt sich dadurch, bis er nur mehr wie ein aufgeblasener Ballon vor unserem Gesicht hängt. Dadurch gerät das ganze System ins Schwanken. Wenn wir täglich an unserer Erdung arbeiten, können wir unsere verdrängten und unbewussten Verletzungen heilen.

DER MENTALE KÖRPER

Der mentale Körper ist mit dem emotionalen Körper eng verbunden. Auch dieser Körper erstrahlt in Farben, die sich je nach unserer Lage und unserem Befinden unterscheiden. Den mentalen Körper kann man in zwei Schichten aufteilen, die mentale und die karmische Schicht (Kausalkörper). Sie liegen übereinander und sind in sich verwoben. Der mentale Körper hat meist die Größe des emotionalen Körpers.

Im mentalen Körper sind unsere Gedanken, Erinnerungen, Wünsche und unzählige Eindrücke gespeichert. Hier finden sich bewusste und unbewusste Denkprozesse, Verhaltensmuster, Reaktionen, Bewertungen und Vorstellungen wieder.

Auch die Kraft und Macht unseres Glaubens und unserer Gedanken sind im mentalen Körper verankert. Wenn wir an jemanden oder etwas denken, so führen wir Energie zu. Je emotionaler unsere Gedanken sind, desto mehr Kraft gewinnen sie. Und je fester wir an etwas glauben, umso optimaler werden hier die Energien gebündelt, um das, woran wir glauben, in unser Leben zu ziehen. Diesen Mechanismus können wir für unseren Erneuerungsprozess nutzen. Wie wir bereits wissen, geschieht alles nach unserem Glauben: Wir sind, was wir zu sein glauben. Somit bestimmen wir mit dem mentalen Körper unsere Realität.

Im Kausalkörper werden unsere karmischen Informationen gespeichert. Karma ist das Gesetz von Ursache und Wirkung: Das, was wir säen, ernten wir, schlechte wie auch gute Handlungen. Alles, was wir selbst aussenden, kommt zu uns zurück.

Der mentale Körper verbindet den spirituellen und den emotionalen Körper.

DER SPIRITUELLE KÖRPER

Der spirituelle Körper wird auch geistiger Körper genannt. Er hat die höchste Schwingungsfrequenz und ist die wahre göttliche Essenz in uns. Der spirituelle Körper ist unsterblich, er ist ewig.

Hier ist alles eins in uns, es gibt keine Grenzen mehr. Keine Bewertungen, kein Dualität ist vorhanden. Dies ist das reine Bewusstsein und die tiefste Glückseligkeit.

KÖRPER, GEIST UND SEELE UND UNSERE SCHWINGUNG

Wenn wir uns geistig weiterentwickeln möchten, sollten wir darauf achten, dass Körper, Geist und Seele in gleichem Maße entwickelt werden. Das Werkzeug des Körpers ist die Fokussierung, das Werkzeug des Geistes ist der Wille, und das Werkzeug der Seele ist die bedingungslose Liebe.

Wenn Körper, Geist und Seele sich nicht zusammen entwickeln, entsteht ein Ungleichgewicht, der hoch schwingende Körper zerstört den niedrig schwingenden. Wenn wir nur unseren Geist trainieren und alles mit mentalen Techniken zu lösen versuchen, ohne uns um den Körper zu kümmern, kann dieser keine höheren Schwingungen durch sich leiten und verbrennt mit der Zeit. So habe ich viele begabte Heiler kennengelernt, die zum Schluss selbst körperlich schwer erkrankten. Wer sich Heiler nennt, ist jedoch verpflichtet, heil zu leben (siehe Seite 226).

Ein Mensch bzw. Wesen mit einer niedrigen Schwingung kann die Schwingung höherer Strukturen nicht sehen und nicht begreifen. Entsprechend kann ein Mensch, der niedrig schwingt, nur beschränkt etwas Gewünschtes erschaffen. Je höher deine Schwingung ist, desto höher ist deine Schaffenskraft.

Wenn wir Wissen und Informationen nur gedanklich aufnehmen und nicht in unserem Leben anwenden, entsteht in uns eine abgespaltene, niedrig schwingende Kraft, die sich letztlich gegen uns selbst richtet. Deshalb sammle nicht nur Wissen, sondern beginne zu sein und zu leben, was du sein möchtest und was du in Wirklichkeit bist. Erhöhe deine Schwingung durch einen bewussten, achtsamen Lebensstil. Wende dich dir selbst zu, und sei der Schöpfer deiner Welt.

Aurasehen

FEINSTOFFLICHE ENERGIEN WAHRNEHMEN

Die Aura sehen zu können ist ein Wunsch vieler Menschen. Diese Fähigkeit, über die wir alle verfügen, bringt uns etliche Vorteile. Durch eine erweiterte Sicht auf die Dinge können wir die Wahrheit schneller erkennen und werden nicht durch äußere Erscheinungsformen und manipulative Informationen geblendet.

Aurasehen kann man zusammen mit der Geistheilung praktizieren, denn beide Techniken unterstützen sich gegenseitig. Viele Kinder können die Aura sehen, doch sie verschließen sich dieser Fähigkeit, während sie heranwachsen, und als Erwachsene können sie sich nicht mehr daran erinnern. Wir können das Aurasehen bewusst in uns aktivieren, um es für unser Wohl und das Wohl des Ganzen zu nutzen. Manchmal fällt es uns jedoch nicht leicht, den Blick auf feinstoffliche Welten zu richten, weil unser inneres Kind damit nicht einverstanden ist. Vielleicht hast du als Kind ein schmerzliches Erlebnis gehabt, als du etwas wahrgenommen hast, aber deine Mitmenschen dich nicht ernst genommen haben und ablehnend oder sogar mit Gewalt darauf reagiert haben. Das innere Kind hat sich in der Folge verschlossen und sich ein Stück weit aus dem Leben zurückgezogen. Dramatische Erlebnisse aus anderen Existenzen können ebenfalls in deinem Energiefeld gespeichert sein und deine medialen Fähigkeiten blockieren. Ich empfehle dir in jedem Fall die folgende Übung, um deine Sicht auf die feinstoffliche Welt zu eröffnen.

ÜBUNG: SICH FÜR DIE AURASICHTIGKEIT ÖFFNEN

Sage dir zu Beginn der Übung mehrmals laut: »Immer, wenn ich die Aura sehe, bin ich beschützt und in Sicherheit. Ich darf die Aura sehen. Die Aura zu sehen fällt mir leicht und bringt mir viele Vorteile und großen Nutzen. Ich kann die Aura sehen. Ich bin hellsichtig und hellfühlend.« Dann lass deine Liebe in dir und nach allen Seiten fließen, und bette in diese Liebe dein inneres Kind ein und auch all deine anderen Existenzen, die in dieser Hinsicht negative Erfahrungen gemacht haben. Atme deinen Schmerz und die Verletzungen in dich hinein, und wandle sie um in Liebe und Kraft. Ermächtige dich nun, deine Fähigkeit wiederherzustellen und in dein Leben zu integrieren. So sei es! Danke.

GANZHEITLICHES SEHEN DER AURA

Am Anfang gelingt es uns oft nur, einzelne Schichten der Aura zu sehen. Den ätherischen Körper sowie Teile vom emotionalen Körper lernen wir meist schnell wahrzunehmen. Um die Aura ganzheitlich sehen zu können, müssen aber alle Chakren geöffnet und harmonisiert sein. Wie ich im vorherigen Kapitel über den Energiekörper schrieb, sind wir hochkomplexe energetische Wesen. Eine Aura allein mit den Augen zu betrachten reicht nicht aus, um die Energien, die dort verborgen sind, zu erkennen und zu verstehen.

Die Aura lässt sich auf verschiedene Arten lesen: durch Sehen, Fühlen und Empfangen des Wissens (Channeling), aber auch durch Riechen und Hören des inneren Klanges. All unsere Sinne sind erforderlich, um das Gesamtbild zu erfassen. Wie bei der Geistheilung sollte man auch beim Auralesen in erster Linie an sich selbst praktizieren.

SICH AUF DAS AURASEHEN EINSTIMMEN

Bevor du mit dem Aurasehen beginnst, stimme dich ein. Richte deinen Geist auf die göttliche, starke, helle Kraft in deinem Herzen. Gehe in die Liebe, Dankbarkeit und Wertschätzung. Rufe dir vor Augen, dass sich alles perfekt entfaltet – dass alles so, wie es ist, gut ist. Die bedingungslose Liebe, Dankbarkeit und Wertschätzung sind die stärksten Kräfte im Universum, die dich verlässlich zu dir selbst und zu deiner Kraft zurückführen.

Atme tief in den Bauch ein. Wölbe beim Einatmen deinen Bauch nach außen, und beim Ausatmen ziehe die Bauchdecke nach innen. Sei in dir gegenwärtig, spüre deine Füße. Dann aktiviere dein Chakrasystem.

ÜBUNG: CHAKRAAKTVIERUNG

Beginne mit dem Erdchakra, dann gehe weiter zum Wurzel-, Sakral-, Solarplexus-, Herzchakra, zum Hals-, Stirn-, Kronen- und Himmelschakra und anschließend zum oberen und unteren Milzchakra. Widme deine fokussierte Aufmerksamkeit jedem einzelnen Chakra etwa 30 Sekunden lang, fühle es und sage dann: »Mein (...)-Chakra ist aktiviert. Jetzt!«
Sobald du dein oberes und unteres Milzchakra aktiviert hast, widme dich den folgenden Nebenchakren: den Ohren-, Knie-, Fuß- und Handchakren und ganz zum Schluss dem Nackenchakra, das sich genau an der Schädelbasis befindet. Dann gehe in dein vereintes Herzchakra, und fühle die Liebe, die sich nun dort ausbreitet und nach allen Seiten fließt.
Jetzt bist du bereit, das Aurasehen zu üben.

DIE AURA VON OBJEKTEN INTUITIV SEHEN

Spüre deinen Körper, mache ein paar bewusste Atemzüge, und nimm dich für einige Augenblicke von innen und außen wahr.

Verbinde dich nun mit dem sehenden Teil in dir. Nimm ihn wahr. Wo in deinem Körper ist dieser alles sehende Teil? Freunde dich mit ihm an. Erkläre ihm deine Absicht, die energetischen Seiten deiner Umgebung wahrzunehmen. Verschmilz mit ihm. Anschließend kannst du dich immer an deinen alles sehenden Teil wenden und ihn bitten: »Zeige mir die Aura dieses Baumes!« – »Zeige mir die Aura dieses Apfels!« – »Zeige mir die Aura dieses Kleiderstücks!« usw.

Beginne mit lebenden Objekten wie einem Baum oder einer Pflanze, bevor du zu Gegenständen übergehst. Schließe deine Augen, und öffne dich für das Bild. Empfange es. Dann öffne die Augen wieder, und bitte dich selbst darum, es dir auch bei geöffneten Augen zu zeigen.

Du wirst den Eindruck haben, dass zwei Welten miteinander verschmelzen, weil du zwei Bilder siehst. Bleibe dabei zu 90 Prozent in dir, in deinem Herzen, und versuche, nicht zu bewerten, dass und was du siehst. Vergleiche dich mit niemandem, denn jeder Mensch ist einzigartig. Vertraue auf deine eigene Wahrnehmung, und du wirst deine persönliche Art und Weise entdecken, die Dinge zu sehen und wahrzunehmen.

DAS ENERGETISCHE BILD EINES MENSCHEN INTUITIV WAHRNEHMEN

Betrachte einen Menschen. Dann bitte deinen alles sehenden Teil in dir selbst, dir ein Bild der feinstofflichen Körper zu zeigen.

Du kannst dich beispielsweise auch fragen: »Wenn dieser Mensch eine Pflanze wäre, wie sähe sie aus?« Denke nicht viel darüber nach, was du siehst, sondern fühle in dich hinein, und sieh mit deinem Herzen, welche Bilder in dir aufsteigen.

ÜBEN MIT EINER ZIMMERPFLANZE

Suche eine Zimmerpflanze aus, mit der du nun arbeiten wirst. Stelle die Pflanze immer an die gleiche Stelle, und sorge für gute Lichtverhältnisse. Schaue dir die Pflanze als Erstes genau an, so als ob du hindurchschauen würdest. Konzentriere dich auf die Aura der Pflanze. Sei geduldig und liebevoll.

DIE EIGENE AURA IM SPIEGEL SEHEN

Richte dir einen großen Spiegel so ein, dass im Hintergrund nur eine weiße Wand bzw. ein weißer Vorhang zu erkennen ist. Dann kannst du täglich üben, deine Aura zu sehen. Stelle dich vor den Spiegel, und betrachte darin den Bereich über deiner Schulter oder über deinem Kopf. Schaue so, als ob du hindurchsehen willst, ähnlich wie beim Betrachten von dreidimensionalen Bildern. Beginne nun im Stehen langsam von rechts nach links zu pendeln, und atme dabei tief ein und aus. Du wirst mit der Zeit erkennen, dass hinter dir ein energetischer Schweif mitschwingt. Sobald du diesen siehst, kannst du auch still stehen und deine Aura über dem Schulterbereich betrachten.

AURAFARBEN

Eine Farbe ist eine Schwingung, und die Chakren sind Energiepunkte oder Energiekreise. Unsere Chakra- und Aurafarben verändern sich mit der persönlichen Entwicklung. Nicht nur die Farbe, sondern auch die Leuchtkraft hat eine Bedeutung: Sie spiegelt die augenblickliche Lebendigkeit bzw. die derzeitige Ausrichtung des Bewusstseins.

Versuche, nicht nur die Farben zu sehen, sondern fühle, welche Information die jeweilige Farbe in sich trägt. Die gleiche Farbe in der Aura kann bei verschiedenen Menschen ganz unterschiedliche Informationen enthalten. Jeder Mensch ist einzigartig; vergleiche daher niemanden mit dir oder mit jemand anderem.

Öffne dich für jeden Menschen aufs Neue, denn jede Person im Universum ist ein einzigartiges göttliches Geschenk.

Bei der Auralesung konzentriere dich auf diese Einzigartigkeit, erkenne, über welche Gaben und Stärken die Person, deren Aura du betrachtest, verfügt. Danach überprüfe, ob diese Gaben dem Menschen fürs Leben zu Verfügung stehen, und wenn nicht, dann stelle fest, wo im System sich Störungen befinden.

AURALESUNG

Erinnere dich: Je höher deine eigene Schwingung, desto tiefer kannst du auch bei anderen blicken. Aus dieser Perspektive ist jede Auralesung für andere auch eine Lesung für dich, denn alles, was dir im Außen begegnet, spiegelt dich selbst. Bei einer Auraheilsitzung soll die Aufmerksamkeit auf das Gute gelenkt werden. Versuche, gemeinsam mit deinem Gegenüber herauszufinden, wie man die vorhandenen Gaben und Talente ins Leben integrieren kann. Jeder von uns hat Themen, die er noch nicht bewältigt hat. Natürlich können diese Themen in der Sitzung angesprochen werden. Aber sei achtsam in deinen Worten, und denke immer daran, dass unsere Aufmerksamkeit den positiven Dingen gelten sollte. Wir wollen das Positive in uns verstärken und nicht dem, was im Leben schiefgegangen ist, noch mehr Aufmerksamkeit und Energie geben. Sonst manifestieren wir erneut das, was wir nicht haben möchten.

Stelle beim Aurasehen niemals Diagnosen. Wie du weißt, spiegelt das Aurabild den Zustand des Körpers immer nur für den jeweiligen Augenblick. Schon im nächsten Moment kann sich alles verändern: dann nämlich, wenn der Mensch beschließt, sich zu verändern. Eine Diagnose wirkt immer wie eine Verurteilung, der man sehr schwer entkommt. Ich bin überzeugt, dass viele Krankheiten deswegen nicht heilen können, weil sie diagnostiziert wurden und sich von dem Augenblick an, da sie benannt wurden, weiter manifestieren. Wenn eine Autoritätsperson wie ein Arzt oder Heiler eine Diagnose stellt oder ein Problem benennt, beginnt dies augenblicklich zu wirken und nimmt die zugewiesenen Formen, Symptome und die prognostizierte Dauer an. Wenn die Diagnose auch noch »unheilbar« lautet, muss der Patient immense Kraft gegen dieses Urteil aufbringen, um heilen zu können. Deswegen halte dich mit deinen Aussagen zurück, und konzentriere dich auf die Lösungen statt auf Probleme.

Und bitte sieh unbedingt davon ab, anderen Menschen deine Wahrnehmungen mitzuteilen, wenn sie dich nicht darum gebeten haben. Das ist ethisch nicht korrekt. Beschäftige dich ausschließlich mit deiner eigenen Heilung, außer du wirst um Hilfe gefragt (siehe auch Seite 226).

Channeling – die Stimme deines höheren Selbst

UNIVERSELLES WISSEN

Jeder Mensch ist medial und kann channeln. Die Stimme unseres höheren Selbst ist immer in uns, und wir stehen ständig damit in Kontakt. Wir sind mit der ganzen Schöpfung verbunden und dazu befähigt, die Botschaften und das Wissen aus den feinstofflichen Bereichen aufzunehmen. Wir können lernen, uns bewusst dafür zu öffnen und dies für unser eigenes Wohl und das Wohl des Ganzen zu nutzen. Beim Geistigen Heilen ist es besonders wichtig, dass wir nicht aus dem Ego heraus handeln, sondern aus dem universellen Wissen. Dieses Wissen ist in uns vorhanden, und wir können es anfordern, indem wir uns auf unsere Intuition und auf die Botschaften unseres höheren Selbst ausrichten.

DAS HÖHERE SELBST

Das höhere Selbst ist unser individueller göttlicher Kern, unser persönlicher Anteil an der göttlichen Matrix des Universums. Es ist kein äußeres Wesen, kein Geistführer oder Engel und auch kein aufgestiegener Meister. Allein dein höheres Selbst weiß genau, was das Beste für dich ist. Gerade in der neuen Zeit ist es wichtig, sich auf die eigene Göttlichkeit zu besinnen und Lösungen und Heilung nicht im Außen zu suchen oder sich gar von fremden Wesenheiten abhängig zu machen. Daher sollte jeder lernen, die Stimme seines höheren Selbst wahrzunehmen, sich gedanklich mit den feinstofflichen Welten zu verbinden und göttliche Botschaften zu empfangen. Es ist unser natürlicher Zustand, verbunden zu sein.

In der fünften Dimension empfehle ich, keine nicht physischen Wesenheiten mehr zu channeln. Es ist nun an der Zeit, volle Verantwortung für das eigene Leben zu übernehmen und die eigene Macht und Größe zu erlangen.

Beim Channeln von nicht physischen Wesenheiten stellt man diesen immer einen Teil des eigenen Systems zur Verfügung. Man gibt etwas von seiner Lebensenergie an das Wesen ab, weil man während des Channelns von dem Wesen besetzt wird. Auch wenn wir ein Kanal für einen Erzengel sind, geben wir ihm Raum und Energie von uns. Dies bleibt nicht ohne Wirkung, und mit der Zeit fühlt man sich ausgelaugt. Auch wenn man anfangs Euphorie spürt, sobald man die Energie eines Engels im eigenen Körper spürt, wird das System dennoch aus dem Gleichgewicht gebracht. Das höhere Selbst ist der ideale Partner, mit ihm können wir uns sicher fühlen, und es ist stets bei uns.

Außerdem ist ein nicht körperliches Wesen nicht automatisch weise, ehrwürdig oder ein Helfer. In der geistigen Welt gibt es unzählige Wesenheiten, die an unserem Leben teilnehmen möchten. Es sind mächtige, lichtvolle wie auch mächtige nicht lichtvolle Wesen. Letztere haben kein Interesse daran, dass der Mensch erwacht und wieder frei wird. Wesen dieser Art können sich sehr geschickt als Lichtwesen ausgeben, und sie bringen Verwirrung und falsche Informationen in die Welt. Das Channeln kann für die Person, die sich zur Verfügung stellt, demnach hilfreich oder auch gefährlich sein; die gechannelten Inhalte sind wertvoll oder unzutreffend und wirken sich entsprechend positiv oder negativ auf den Menschen aus. Zwar sollen wir die geistigen Wesen künftig nicht einfach ignorieren; wir können vielmehr mit ihnen zusammen auf einer gleichwertigen Ebene arbeiten und uns telepathisch austauschen. Im Gegensatz zum Channeln bleibt man dabei in seiner Energie und in seinem heiligen Raum.

Auf dem Markt gibt es unzählige gechannelte Bücher, die durch nicht physische Wesenheiten entstanden sind. Einige davon sind sehr hilfreich, doch es gibt etliche Bücher, die uns nicht guttun. Das Medium selbst kann oft nicht unterscheiden, welche

Energie es channelt. Falls das Medium selbst kein klarer Kanal ist, kann nur eine niedrige Schwingung durch es sprechen. Wenn du ein gechanneltes Buch in der Hand hältst, prüfe, wie es schwingt. Die Wahrheit kannst du nur durch dein Herz herausfinden. Lass dich nicht von dem Buchtitel und dem Text auf dem Cover blenden. Begib dich einfach in deinen Herzraum, gehe in die Stille, halte das Buch in den Händen, und fühle in dich hinein. Nimm deinen Körper dabei wahr. Wenn dein Körper und dein Atem sich entspannen, wenn du ein wohliges Gefühl bekommst und dein Herz zu singen beginnt, dann kannst du in diesem Buch blättern und es lesen. Falls du gechannelte Bücher besitzt, prüfe sie auf diese Weise, und entferne alle aus deinen Räumen, die sich nicht stimmig anfühlen. Denn die Information, die darin steht, wirkt energetisch auf dich und deine Mitbewohner, auch ohne dass du das Buch liest.

EIN KLARER KANAL SEIN

Ein Mensch, der sich durch seine gesamte Lebensweise bemüht, die eigene Schwingung stets hoch zu halten, ist ein klarer, reiner Kanal. Er ist achtsam und bewusst in allem, was er denkt, sagt, fühlt und tut. Ein klarer Kanal hat einen basischen Körper. Er wird niemals bewusstseinsverändernde Substanzen oder Dinge zu sich nehmen, die seinem Körper schaden und ihn vergiften. Wenn du dich auf gechannelte Botschaften anderer einlässt, prüfe daher die Person, die sie übermittelt. Schalte deinen logischen Verstand ein, und öffne dein Herz. Dann frage dich, ob diese Person wirklich ein klarer Kanal ist und mit ihrem höheren Selbst in Verbindung steht.

Wenn du selbst zu einem Kanal werden möchtest, dann bemühe dich um eine positive und bewusste Lebensweise. Und wenn du dich darauf einstellst, nur dein höheres Selbst zu channeln, bist du immer auf der sicheren Seite.

DEN KANAL AKTIVIEREN

Jeder Sinn wird durch ein bestimmtes Chakra gesteuert: das Hellfühlen durch das Herzchakra, Hellwissen durch das Kronenchakra, Hellsehen durch das Stirnchakra und Hellhören durch die Ohrenchakren. Die Ohrenchakren befinden sich über den Augenbrauen innen im Kopf (siehe auch Seite 71). Ihre Farbe ist meist rotviolett, bei neuen Kindern und bei höher entwickelten Menschen weiß. Bevor man mit dem Channeln beginnt, ist es angebracht, zuerst diese Chakren zu reinigen und zu aktivieren und sich dann bewusst mit dem Hören auseinanderzusetzen.

> **ÜBUNG:**
> **REINIGUNG UND AKTIVIERUNG DER OHRENCHAKREN**
> Schließe deine Augen, und beobachte mit deiner inneren Sicht, wie zwei weiße Scheiben über deinen Augenbrauen sich ganz schnell im Uhrzeigersinn drehen. Fühle diese Bewegung, und sieh, wie die beiden Scheiben mit jedem Augenblick intensiver und leuchtender werden. Fühle und nimm wahr, wie das weiße Licht sich in deinem Kopf ausbreitet und das gesamte Zellgewebe reinigt und erneuert. Fühle, wie deine Ohrenchakren sich reinigen und ausdehnen, während sie aktiviert werden.
> Wiederhole diese Übung täglich, und du wirst wahrnehmen, wie sich deine Fähigkeit zu hören vergrößert.

DEN PSYCHOMÜLL ENTRÜMPELN

Wenn jemand dich angeschrien, beschimpft und beleidigt hat oder wenn du selbst dich beschimpft hast und über dich ohne Achtung und Liebe gesprochen hast, können sich deine Ohrenchakren verschlossen haben.

Bitte dein höheres Selbst gedanklich, das, was geschehen ist, in das heilende Licht der bedingungslosen Liebe einzubetten. Danach lass deine Aufmerksamkeit in dein Herzchakra fließen. Gehe in Resonanz zur bedingungslosen Liebe, und fühle, wie diese Liebe alle Menschen und auch dich selbst erreicht und alles heilt. Nimm wahr, wie deine Ohrenchakren sich dabei wieder öffnen.

FREQUENZEN EINSCHALTEN

Als du klein warst, konnte es passieren, dass Erwachsene auf dich eingeredet haben, du aber dein Hören ausgeschaltet hast, um dich selbst zu schützen. Möglicherweise hast du dadurch aber auch andere Stimmen ausgeschaltet. Vielleicht kannst du deswegen die Stimmen der Erde und des Himmels und auch deine innere Stimme nicht mehr wahrnehmen. Diesen Prozess kannst du jedoch rückgängig machen. Nachdem du in deiner Vergangenheit mithilfe deiner Absicht und deinem Willen dein Hören abgestellt hast, nutze nun erneut deine Absicht und deinen Willen, um alle Stimmen wieder zu hören.

Sprich: »Es ist mein Wunsch und mein Wille, dass meine Ohren wieder eingeschaltet sind und ich für alle Frequenzen wieder ganz offen bin. Jetzt und für immer. So sei es. Danke!«

DIE HÖREMPFINDSAMKEIT ERHÖHEN

Nimm dir Zeit, um den Geräuschen um dich herum zu lauschen. Höre einfach hin, höre die lauten und auch die ganz leisen Geräusche. Höre auch zwischen den Geräuschen. Mit der Zeit wirst du die Geräusche aus der feinstofflichen Welt wahrnehmen können.

SCHÜTZE DEINE OHREN

Gerede, Lärm, ständige Musik, Nachrichten können unsere Ohrenchakren belasten. Verbringe bewusst Zeit in der Stille.

ÜBUNG: AKTIVIERUNG DES INNEREN GEHÖRS

Setze oder lege dich bequem hin, und schließe deine Augen. Atme tief, und entspanne dich dabei mehr und mehr. Fühle, wie in deinem Hals ein wunderschönes helles Licht zu leuchten beginnt. Dieses Licht strahlt in deinen ganzen Kopf – fühle es. Das Licht aktiviert deine Fähigkeit, feinstofflich zu hören, und verbindet dich mit deinem höheren Selbst.

Nun stelle eine Frage an dein höheres Selbst. Und fokussiere dich wieder auf das helle Licht in dir. Bleibe dabei, auch wenn du vielleicht zuerst keine Antwort bekommst. Konzentriere dich weiter auf das helle Licht in deinem Hals. Wiederhole deine Frage und lausche noch einmal in dich hinein. Wenn auch jetzt keine Antwort kommt, nimm es an. Vertraue, und wiederhole die Fragen zu einem späteren Zeitpunkt erneut. Wenn du aber eine Antwort bekommen hast, bedanke dich bei dir selbst dafür.

Um die Übung zu beenden, atme bewusst ein und aus, strecke dich und gähne.

VERBINDUNG ZU DEINEM HÖHEREN SELBST

Wir sind stets mit unserem höheren Selbst verbunden. Was uns von seiner Stimme trennt, sind unsere innere Unruhe, Zerstreutheit und geistige Unachtsamkeit. Wir sind meist nicht bei der Sache. Wir tun das eine und sind in Gedanken längst bei etwas anderem.

Um die Stimme des höheren Selbst immer zu hören, verlangt es Achtsamkeit im Alltag und die Ausrichtung der Aufmerksamkeit auf den Körper. Wenn du ständig übst und darauf achtest, immer im Körper zu sein, deine Präsenz im Hier und Jetzt wahrzunehmen, wirst du die Stimme deines höheren Selbst in jeder Situation ganz natürlich und klar hören.

Viele Menschen denken, dass unser höheres Selbst außerhalb von uns verortet ist. Doch es ist Teil von uns, in uns und mit unseren ganzheitlichen Wahrnehmungen verbunden. Suche dein höheres Selbst nicht über deinem Kopf oder im Himmel, denn es befindet sich in dir!

Versuche, bei all deinen Tätigkeiten und besonders bei Gesprächen mit anderen Menschen deine Aufmerksamkeit in deinem Körper zu zentrieren. Vermeide zu viel Unterhaltung, denn dabei zieht es dich aus deinem Körper heraus, und du lässt zahlreiche fremde Schwingungen in dein System hinein, ohne wahrzunehmen, ob diese dir gut- oder nicht guttun. Dann bedeutet sich unterhalten, deine Schwingung »unten zu halten«.

Um dich mit deinem höheren Selbst zu verbinden, gehe mit deiner Aufmerksamkeit in deinen Körper. Fühle ganz besonders deine Füße, denn ohne Erdung ist die Verbindung nicht vollständig. Atme tief in deinen Herzraum. Gehe in die Dankbarkeit und nimm die Schwingung der Liebe in dir wahr. So bist du an dein höheres Selbst angebunden.

AKASHA-CHRONIK

Das Wort Akasha stammt aus dem Sanskrit und wird als Äther oder Ursubstanz beschrieben. Man bezeichnet dieses Energiefeld als Akasha-Chronik, als Buch des Lebens, als Aufzeichnungen der Seele oder als kosmischen Geist. Die Akasha-Chronik ist eine kosmische Bibliothek der Erde, in der alle Gedanken, Worte und Taten energetisch aufgezeichnet werden. Sie ist ein kolossales Schwingungsfeld, das sich in Bilder, geometrische Formen, Klänge, Symbole und verschiedene Sprachen übersetzen lässt.

Beim Lesen in der Akasha-Chronik wechseln unsere Gehirnwellen auf eine intergalaktische Schwingung, die in unserem Körpersystem nicht vorhanden ist. Die Informationen der Akasha-Chronik befinden sich in einem stark komprimierten Zustand. Um in der Akasha-Chronik zu lesen, braucht man eine besondere Schulung und die Zulassung. Dringt man ohne Berechtigung in das Energiefeld der Akasha-Chronik ein, kann die Grenzüberschreitung körperliche und geistige Störungen nach sich ziehen. Die Führung in die Akasha-Chronik sollte am besten durch entsprechende Aufklärung und Unterstützung eines erfahrenen Seminarleiters erfolgen. Der Seminarleiter sollte die Gehirnwellen der Teilnehmer durch Energieübertragung an die intergalaktischen Frequenzen angleichen, die unten aufgeführten Sicherheitsmaßnahmen beachten und den Vorgang ausführlich besprechen.

Einige Menschen haben eine natürliche Verbindung zur Akasha-Chronik. Diese Verbindung hat immer einen Sinn und gehört zur jeweiligen Lebensmission. Auch wenn du vielleicht diese Fähigkeit besitzt, prüfe jedoch die im folgenden Abschnitt beschriebenen Sicherheitsmaßnahmen, und setze deine Gabe verantwortungsvoll ein. Wende dein Wissen nur für gute Zwecke an, und gehe mit deinen Aussagen achtsam um. Stelle keine Diagnosen (siehe Seite 90).

Das Lesen in der Akasha-Chronik unterscheidet sich vom Channeling. Man nimmt das Wissen des Energiefelds in sich auf und übersetzt es danach in eigene Worte. Während man sich beim Channeling in Trance befindet, ist man bei der Lesung der Akasha-Chronik hellwach, konzentriert und bewusst im Körper.

SICHERHEITSMASSNAHMEN FÜR DAS LESEN IN DER AKASHA-CHRONIK

Um in der Akasha-Chronik zu lesen, solltest du unbedingt folgende Sicherheitsmaßnahmen beachten. Wenn du irgendeinen Punkt nicht gewährleisten kannst, dann begib dich nicht in dieses Energiefeld.

1. Trinke keinen Alkohol – ohne Ausnahmen. Die Schädigung der Aura, die durch Alkohol entsteht, hinterlässt eine niedrige Schwingung und führt zu Verschiebungen des feinstofflichen Körpers. Solltest du in der Vergangenheit Alkohol zu dir ge-

nommen haben, achte darauf, dass ein zeitlicher Abstand von sechs Monaten gewährleistet ist. Ein Medium sollte Alkohol in all seinen Formen für immer entsagen.
2. Verzichte auf sämtliche bewusstseinsverändernde Mittel, Drogen, Medikamente (insbesondere Schlafmittel, Antidepressiva, Schmerzmittel, Antihistaminika), Kaffee, schwarzen Tee, koffeinhaltige Getränke. Falls dir dies nicht möglich ist, so rate ich vom Channeln und besonders vom Lesen in der Akasha-Chronik dringend ab.
3. Ernähre dich vegan und im Einklang mit dem Universum. Deine Nahrung soll frei von Leid sein. Dadurch vermeidest du Ansammlungen von nicht physischen Strukturen in deiner Aura, die durch die Nahrung in dein Energiesystem gelangen.
4. Bevor du dich in das Energiefeld der Akasha-Chronik begibst, aktiviere deine Chakren und erschaffe den heiligen Raum in dir.
5. Beim Lesen in der Akasha-Chronik ist es wichtig, im Körper präsent zu sein und die ganze Zeit über verankert zu bleiben.
6. Um in der Akasha-Chronik zu lesen, musst du in der Lage sein, deine Gedanken auszuschalten. Nicht zu denken erfordert ständige Übung im Alltag.
7. In Liebe zu sein ist ein wichtiger Faktor. Die Liebe sollte während der Lesung in dir spürbar und gegenwärtig sein.

Besonders für Anfänger empfehle ich, nur das eigene Buch des Lebens zu lesen und sich nicht mit Informationen für andere oder mit anderen Themen zu beschäftigen.

DIE GOLDENE PYRAMIDE AKTIVIEREN

Wie im Kapitel über die Aura erwähnt, gibt es in unserem Körpersystem verschiedene geometrische Formen. Eine davon ist die goldene Pyramide, die sich in unserem Kopf befindet (siehe Seite 71). Durch die Aktivierung der goldenen Pyramide werden das Stirnchakra, das Schädelbasischakra, beide Ohrenchakren und das Kronenchakra gereinigt und aktiviert, was uns einen sicheren Zugang zu unserem höheren Selbst und auch zur Akasha-Chronik ermöglicht. Die Zirbeldrüse wird dabei ebenfalls angesprochen und aktiviert.

MEDITATION:
AKTIVIERUNG DER GOLDENEN PYRAMIDE
Setze dich aufrecht mit geradem Rücken hin, die Füße stehen auf dem Boden. Atme tief in dich hinein, und nimm deinen Körper wahr. Spüre deine Füße und greife mit den Zehen ein paarmal in den Boden, um dich besser zu erden. Dann gehe mit deiner Aufmerksamkeit in deinen Herzraum. Erfülle dein Herz mit bedingungsloser Liebe, und lass diese Liebe nach alle Seiten fließen. Fühle, wie die Liebe sich in eine goldene Substanz aus Licht verwandelt und deine Körperzellen ausfüllt. Das Licht fließt in deinen Kopf und reinigt dein gesamtes Gehirn. Das goldene Licht fließt auch in deine Zirbeldrüse, die sich in der Mitte deines Gehirns befindet, und erfüllt sie mit der hohen Schwingung der bedingungslosen Liebe. Fühle, wie deine Zirbeldrüse erwacht und wie ein goldener Stern nach allen Seiten zu leuchten beginnt. Dieses Leuchten fließt nun zu den Chakren in deinem Kopf – zuerst zu deinem Stirnchakra. Nimm wahr, wie dein drittes Auge erwacht, so als ob du von innen ein Fenster öffnest und das Licht des Universums hereinströmt und dich von innen erleuchtet. Dann fühle, wie das Licht aus der Zirbeldrüse zu deinem Schädelbasischakra fließt. Nimm wahr, wie auch dieses Chakra erwacht und zu strahlen beginnt. Das Licht aus der Zirbeldrüse fließt nun zu deinen beiden Ohrenchakren und aktiviert sie. Auch sie beginnen jetzt zu strahlen. Zum Abschluss wird auch dein Kronenchakra in das goldene Licht getaucht. Du spürst, wie dein ganzes System von Licht erfüllt

erstrahlt. Deine goldene Pyramide ist nun erwacht. Fühle sie in deinem Kopf. Das Stirnchakra, das Schädelbasischakra und beide Ohrenchakren bilden ein Viereck, und dieses Viereck ist nach oben verbunden mit dem Kronenchakra. In der Mitte befindet sich die Zirbeldrüse, die nun als Antenne in die geistige Welt dient.

Durch die Aktivierung der goldenen Pyramide hast du es dir ermöglicht, die geistige Welt zu hören und zu sehen. Die Sehkraft deiner physischen Augen wird sich verbessern, und du wirst durch deine geistigen Augen zu sehen beginnen und womöglich auch die Aura wahrnehmen können.

Um in die Akasha-Chronik zu gelangen, projiziert man einen goldenen Strahl von der Spitze der Pyramide (Kronenchakra) durch die Absicht in die kosmische Bibliothek hinein. Bevor du dich damit befasst, bringe dein Leben in Ordnung, und übe zuerst mit dem Kanal deines höheren Selbst.

CHANNEL-TECHNIKEN

Wir können auf vielen Arte channeln, etwa durch Malen, Schreiben und Sprechen. Die Stimme des Universums kann sich ebenfalls durch Tanzen und intuitive Bewegungen ausdrücken.

Bevor du channelst, aktiviere deine Chakren und den heiligen Raum in dir, erde dich. Sprich: »Nur mein höheres Selbst und die Allmacht der bedingungslosen Liebe dürfen sich durch mich ausdrücken und durch mich sprechen. So sei es. Danke.«

ÜBUNG: MALEN

Lege dir ein weißes Blatt Papier und Buntstifte zurecht. Fühle deinen Körper, gehe in die Dankbarkeit und in deinen Herzraum. Erfülle dich mit bedingungsloser Liebe. Nun stelle eine Frage, und ohne lange darüber nachzudenken, male Linien, Symbole und Bilder, die nun wie von alleine entstehen. Es geht nicht darum, schön zu malen, sondern durch deine Hand das auszudrücken, was dein höheres Selbst dir mitteilen möchte. Wenn du fertig bist, lege dein Bild beiseite. Lass es erst nach einer Weile auf dich wirken. Spüre in dich hinein, fühle die Antwort deiner Seele.

Weitere Übungen für intuitives Malen

- Mache kleine Skizzen, ohne dass du vorher lange darüber nachdenkst.
- Male das Meeresrauschen, den Wind, den Flügelschlag eines großes Vogels, das Summen einer Biene, Donner, den Herzschlag, den Puls der Erde, Dankbarkeit, Heilung, Ganzheit, Vertrauen, Liebe ...
- Lege die Skizzen anschließend beiseite, und beschäftige dich mit etwas anderem. Schau dir deine Skizzen nach einer Weile an, fühle in dich hinein, was sie mit dir machen und welche Botschaften aus deiner Seele durch deine Bilder zu dir durchdringen.

ÜBUNG: SCHREIBEN

Nimm ein Blatt Papier und einen Stift zur Hand. Fühle deinen Körper, gehe in die Dankbarkeit und in deinen Herzraum. Erfülle dich mit bedingungsloser Liebe. Stelle nun eine Frage, und ohne lange darüber nachzudenken, beginne zu schreiben, als ob deine Hand von alleine schreibt, ohne dass du darüber nachdenkst.

ÜBUNG: SPRECHEN

Setze dich aufrecht, mit gerade Wirbelsäule hin. Fühle deinen Körper, gehe in die Dankbarkeit und in deinen Herzraum. Erfülle dich mit bedingungsloser Liebe. Stelle dann eine Frage, und, ohne lange darüber nachzudenken, beginne zu sprechen. Vielleicht gestaltet sich das Sprechen zu Beginn etwas stockend und vorsichtig, mit der Übung wird sich dein Kanal jedoch immer sicherer anfühlen. Du wirst dich selbst sprechen hören und dich wundern, was für weise und nützliche Botschaften du von dir selbst erteilt bekommst. Nimm deine Botschaften auf, damit du sie später anhören kannst.

CHANNELING UND GEISTIGES HEILEN

Channeling kann eine wunderbare Unterstützung und Ergänzung zum Geistigen Heilen sein. Es schult deine medialen Fähigkeiten, erweitert deinen Horizont und unterstützt deine geistige Entwicklung.

Der moderne Mensch ist es gewohnt, Körper, Geist, Seele und die Welt um ihn herum voneinander zu trennen. Aber das alles sind wir doch selbst, und wenn wir irgendwelche Themen klären möchten, müssen wir deswegen nicht im Außen suchen, sondern können uns direkt an uns wenden und uns selbst die entsprechenden Fragen stellen. Wenn dein Körper sich das nächste Mal nicht gut fühlt, kannst du auch ihn oder deine Organe channeln. Wenn du Kopfschmerzen hast, dann sprich mit deinem Kopf, um die Gründe für den Schmerz zu verstehen. Und wenn ein Organ in deinem Körper nicht in Harmonie ist, kannst du direkt mit ihm in Kontakt treten und es channeln.

ÜBUNG: ORGANE CHANNELN
Frage dich zuerst, mit welchem Organ du reden möchtest. Dann setze dich mit gerader Wirbelsäule hin. Mache ein paar bewusste Atemzüge, sei in dir. Als Nächstes richte deine Aufmerksamkeit auf den betreffenden Körperteil. Begrüße ihn, und schicke ihm Dankbarkeit und deine Liebe. Dann frage das Organ, wie es ihm geht. Frage es, was es braucht und was du konkret für es tun kannst. Bedanke dich für die Informationen, die in dir aufsteigen. Versuche anschließend, der Bitte deines Organs zu folgen und dir das zu geben, was dein Körper braucht.
Du kannst diese Übung nicht nur mit deinen Organen, sondern auch mit anderen Teilen deines Körpers durchführen. Sei achtsam mit dir selbst.

Teil III:
Methoden der Geistigen Heilung

Wieder im Einklang

Jeder von uns wünscht sich, gesund und glücklich zu sein. Wir sind bereit, viel Geld für Ärzte und Therapeuten auszugeben, von denen wir uns erhoffen, dass sie uns heil machen. Aber wir haben vergessen, dass unser Körper sich ohne Weiteres selbst heilen kann. Unser Gehirn kann bis zu 40 Medikamente selbst produzieren – vom morphiumähnlichen Schmerzmittel bis zu glücklich machenden Endorphinen. Und unser Körper weiß genau, was er in jedem Augenblick unseres Lebens wirklich braucht.

Letztlich ist jede Heilung eine Selbstheilung. Denn Heilung von außen gibt es nicht. Heilung findet nur dann statt, wenn der Mensch bereit dazu ist, die Heilung anzunehmen, und sich die innere Ermächtigung dafür gibt. Ärzte und Therapeuten sind ausgebildete Helfer und Wegweisende für ihre Patienten, aber nur der Patient selbst ist in der Lage, die Signale seiner Seele zu begreifen und zu erkennen, welche Botschaft ihm seine Krankheit bringt. Denn jede Krankheit ist ein persönlicher Weg zu sich selbst und zu seiner wahren Bestimmung.

Jeder Mensch sollte das Geistige Heilen erlernen und für sein Wohl verwenden, denn es ist ein Werkzeug der neuen Zeit, der fünften Dimension.

Geistiges Heilen ist eine ganzheitliche Heiltechnik, die Körper, Geist und Seele in Einklang bringen kann. Sie erfolgt durch die feinstofflichen Bereiche des menschlichen Körpersystems. Denn jede Störung beginnt im Geist und manifestiert sich anschließend über die Seele im Körper.

DIE KLARE ABSICHT

Geistiges Heilen beginnt mit der klaren Absicht, heil zu werden. Dabei sollte das Ziel positiv und in der Gegenwartsform formuliert werden, so als hätte man es bereits erreicht: »Ich bin ganz.« – »Ich bin gesund und glücklich.« – »Mein Körper ist vital.« – »Ich habe eine gute Gesundheit und bin aktiv und lebendig.«

Die Absicht ist wie eine geistige Fahrkarte, die uns zu der gewünschten Endstation bringt. Wenn die Absicht nicht richtig durchdacht und formuliert wird, so werden wir dorthin gelangen, wo wir nicht hinwollten.

Nachdem die Absicht festgelegt ist, beginnt die Heilungsarbeit, die Schicht für Schicht bzw. Station für Station abläuft, denn keine Krankheit und kein Problem ist plötzlich und ohne Grund entstanden. Alles begann irgendwo und irgendwann und hat sich langsam über Jahre oder auch über viele Leben in uns manifestiert, bis wir den momentanen Zustand unseres Körper und unseres Lebens erlangt haben. Es geht daher nicht nur um Symptome, die wir wahrnehmen und über die wir uns beklagen, es ist die gesamte Schwingungslage, die wieder in Einklang gebracht werden muss.

DIE URSACHE FINDEN

Bei der Geistheilung arbeiten wir daran, die Blockaden im Energiekörper und ihre Ursache zu finden und diese im gesamten Körpersystem auszugleichen und zu transformieren. Dafür sollten wir immer den ganzen Menschen betrachten. Wie man lebt, was man denkt, was man sagt und wie man handelt, spielen ebenso eine Rolle wie die Ernährung, Gewohnheiten, Beziehungen, Wünsche und vieles mehr. Alles, was wir berühren und was in unserem Leben zu uns kommt, wirkt sich auf unsere Schwingung aus.

INNERE KINDER HEILEN

Ein wichtiges Thema bei der Geistheilung ist die Heilung des inneren Kindes bzw. der inneren Kinder. Innere Kinder sind starke Aspekte unserer selbst, die sich mit dem physischen Körper identifizieren. Es sind die verletzten, verlorenen Kinder und ihre Wunden aus unserer Kindheit, die wir nicht verarbeitet und nicht losgelassen haben und ohne deren Heilung keine Ganzheit entstehen kann. Meistens handelt es sich dabei um abgespaltene Seelenanteile, die wir heilen und zu uns zurückholen müssen.

Wenn du an deine Kindheit zurückdenkst und es dort Momente gibt, die dir immer noch seelische Schmerzen bereiten, ist dies ein sicheres Zeichen für eine Abspaltung des inneren Kindes. Diese Seelenanteile stehen dir momentan nicht zum Leben zur Verfügung. Um wieder integriert zu werden, brauchen sie viel Liebe und bedingungslose Annahme.

DIE GRUNDSCHWINGUNG ERHÖHEN

Die Grundlage der Geistheilung ist die Erhöhung der gesamten Schwingungsfrequenz des Menschen. Die höchste Schwingung des Universums ist die bedingungslose Liebe. Diese ist nicht polar, sie schwingt am höchsten und kann daher alle Wunden heilen. Bei der Geistheilung steht die Einstimmung auf die bedingungslose Liebe im Vordergrund. Denn diese erschafft einen Lichtkanal in die geistige Welt, durch den die göttliche Energie wieder fließen kann.

EIGENE FÄHIGKEITEN ERKENNEN UND FREILEGEN

Durch das Erlernen der Geistheilung lernen wir uns selbst kennen, und zwar aus der Perspektive des eigenen Energiekörpers, was uns ermöglicht, eigene Fähigkeiten zu erkennen und sie freizulegen. Jeder Mensch ist von seiner Natur her medial und besitzt übersinnliche Talente. Hellfühlen, hellsehen, hellhören und channeln können trainiert und angewendet werden. Man muss nur an sich selbst glauben und bereit sein, an sich zu arbeiten, um geistig, körperlich und seelisch weiterzukommen. Mit Willen, Vertrauen und einem gesunden Maß an Eigenliebe ist es jedem möglich, Geistiges Heilen zu erlernen und für sein eigenes Wohl zu nutzen.

Entgiftung und Harmonisierung als Basis jeder Behandlung

LIEBE UND ANGST

Es sind nicht nur Umweltgifte, die unseren Körper krank machen und vergiften. Genauso schwerwiegend sind niedrige Emotionen, destruktive Verhaltensmuster, negative Gedanken und Redensweisen. Die negativen Gefühle erzeugen Säuren in unserem Körper, die unsere Zellen zerstören. Deswegen ist es von großer Bedeutung, den Körper nicht nur auf der physischen Ebene zu sanieren, sondern ihn auch auf der mentalen Ebene zu befreien und zu harmonisieren.

Man kann die Emotionen und Themen in uns grob in zwei Wörtern zusammenfassen: LIEBE und ANGST. Liebe ist Ganzheit und Heilsein; alles andere, wie verschiedene körperliche Symptome, Krankheiten, jegliche Probleme und Widrigkeiten bedeuten eine Abwesenheit von Liebe und damit Angst. Angst können wir daher als Überbegriff für alle niedrig schwingenden Emotionen gebrauchen. Die beste Medizin gegen Angst ist die Liebe. Liebe ist die höchste Schwingung, Liebe erschafft und erhält das Leben. Um unseren Körper zu entgiften und wiederherzustellen, brauchen wir eine große Portion Liebe.

Wenn wir aus der Liebe herausfallen, beginnt der Körper emotionale, feinstoffliche und stoffliche Gifte in sich anzusammeln, die sich in den Organen festsetzen. Der Körper kommt nicht damit nach, all die Gifte zu entsorgen, die wir täglich in unser System lassen. Der Körper übersäuert, und die energetische Schwingung wird niedrig.

Mit den folgenden Techniken kannst du deinem Körper helfen, sich wirksam und schnell zu entgiften. Führe sie nach Bedarf durch; wenn dein Körper jedoch bereits Anzeichen einer Verschlackung zeigt, wende sie über einen längeren Zeitraum wie eine Kur an.

ENTGIFTUNG UND HARMONISIERUNG DER LUNGE

Die Lunge dient der Atmung des Menschen und damit dem Gasaustausch: Sauerstoffhaltige Luft gelangt beim Einatmen über die Nase oder den Mund in den Körper, und sauerstoffarme wird mit dem Ausatmen abgegeben. Über die Atmung schafft die Lunge eine Verbindung zwischen der inneren und äußeren Welt. Wir vertrauen darauf, dass nach jedem Ausatmen ein Einatmen erfolgt, genau wie jedem Ende ein Neuanfang folgt. In der gesunden Lunge herrscht ein Gleichgewicht zwischen Aufnehmen und Loslassen.

Die Themen der Lungen sind Trauer, Sehnsucht und Kummer, die im negativen Zustand festgehalten werden. Geschieht dies, können Erkrankungen der Lunge auftreten und chronisch werden, was sich womöglich als Depression zeigt oder dauerhafte Atembeschwerden verursacht. Die inneren Wunden werden festgehalten, was Abkapselung und Ausfälle im System erschafft. Als Symptom kann Angst vor dem Leben entstehen, denn das Vertrauen ist gestört: *Was passiert, wenn ich ausatme und dann nicht wieder einatmen kann?* In der Folge wird noch mehr festgehalten, und in der Lunge sammeln sich eingeschlossene Emotionen und Schlacken. Die Heilung erfolgt durch Loslassen, durch Frieden, den man in sich schließt, durch Annehmen und Versöhnen.

MEDITATION: DIE LUNGE ENTGIFTEN

Setze oder lege dich bequem hin. Schließe deine Augen, und spüre deine Füße. Atme tief ein und weit aus. Entspanne dich.

Lass deine Aufmerksamkeit zu deiner Lunge fließen. Beginne deine Lunge von innen wahrzunehmen. Fühle in dich hinein und nimm wahr, wie es deiner Lunge geht. Ist sie in Harmonie und in der Liebe, oder fehlt hier etwas? Sieh mit deinem inneren Auge hinein. Wie sieht die Lunge von innen aus? Versuche, das Gewebe wahrzunehmen. Ist es geschmeidig, gut durchblutet, rosa, gesund? Oder eher schattig, dunkel, verschleimt? Fühle es.

Frage deine Lunge, was du für konkret für sie tun kannst. Vielleicht erscheinen als Antwort auf diese Frage bestimmte Bilder vor deinem inneren Auge, die dir zeigen, was für deine Lunge, für die Entgiftung und für deine Gesundheit gut ist.

Danach atme bedingungslose Liebe und goldenes Licht in deine Lunge hinein. Fühle, wie deine Liebe mit dem Atem deine ganze Lunge ausfüllt, sie reinigt und heilt. Spüre, wie du beim Ausatmen alle Schlacken und aufgestauten Gefühle ausatmest und alles Alte loslässt. Atme auf diese Weise so lange, bis sich deine Lunge rein und frei anfühlt. Versuche, dein Leben zu scannen: Gibt es Ereignisse, die dich immer noch einholen? Wo holen sie dich ein? Und was kannst du nicht loslassen? Stelle dir nun vor, du gehst zu diesem Ereignis zurück und schaust es noch einmal an, doch jetzt als ein Außenstehender. Aus diesem Abstand betrachte dich selbst und welche Gefühle du damals erlebst hast. Wie oft hast du dieses Ereignis in Gedanken wiederholt und bedauert? Und was bringt es dir – wird es dadurch besser? Oder fühlst du dich mit jedem Mal, da du

dich erinnerst, genauso verletzt wie damals? Wie lange bist du bereit, deiner Vergangenheit die Macht zu geben, über dich zu herrschen und dein Leben in dieser Energiefrequenz zu halten? Erkenne, dass du dadurch einen Teil deiner Seele abgespalten und dich selbst vom Strom des Lebens abgeschnitten hast.
Sei bereit, nun endlich die Vergangenheit loszulassen. Lass sie so sein, wie sie war, und gehe deinen Weg weiter. Den Weg zu dir selbst, zu deiner wahren Ganzheit und Schöpferkraft.
Schau dir nun zum letzten Mal dieses Ereignis aus deiner Vergangenheit an. Sage dir: So wie es war, war es richtig und hatte einen Sinn!

Jetzt gehe zu dir selbst, zu deinem vergangenen Ich. Nimm dein früheres Ich an der Hand, und hole es dort ab.
Schau, was mit dem Ereignis geschieht, wenn du nicht mehr dort bist: Es zerfällt! Und alle Beteiligten, die durch deine Gedanken mit darin eingeschlossen waren, können nun auch endlich frei sein und nach Hause finden.
Und auch du gehst nach Hause, zu dir selbst. Atme die abgespaltenen Teile deiner selbst in dich zurück ein, in jede deiner Zellen, und verbinde dich mit deiner ganzen Essenz. Dann atme bewusst langsam aus, und lass los. Atme so lange aus, bis keine Luft mehr in dir ist. Dann atme wieder ein. Atme das Gefühl ein, frei und ganz in dir zu sein.
Willkommen im Leben!
Spüre deine Lunge, schicke ihr deinen Dank und deine Liebe. Dann komme in deinem eigenen Tempo zurück in die Gegenwart, spüre deinen Körper, bewege dich, und gähne.

STEIGERUNG DER ENERGIE IN DER LUNGE

Bevor Luft in die Lunge kommt, muss sie die Nase passieren. Eine Nasendusche ist eine hervorragende Methode der Körperreinigung. Sie befreit unsere Nase und die Nebenhöhlen nicht nur von Schleim, sondern auch von Giftstoffen, die durch das Atmen in die Nase und dann in die Atemwege gelangen. Auf diese Weise kann sie die Entgiftung des Atemsystems wirkungsvoll unterstützen und somit die Energie in der Lunge und im gesamten Körper steigern.

Für die Nasenreinigung brauchst du eine spezielle Nasendusche, auch Neti-Kanne genannt, die im Reformhaus oder in der Apotheke erhältlich ist. Verwende nur Steinsalz, kein Kochsalz und auch kein Meersalz. Löse das Steinsalz in warmem Wasser auf, sodass es angenehm salzig schmeckt, und fülle es in die Neti-Kanne. Lass das Wasser in ein Nasenloch hinein- und aus dem anderen wieder herausfließen. Wechsle anschließend die Seiten.

Die Nasendusche wird am besten nach dem Aufwachen angewendet. Sie sollte genauso zur täglichen Routine gehören wie das Zähneputzen und das Abschaben der Zunge. Nach der Spülung kann man die Nasengänge mit etwas Kokos-, Sesam- oder Mandelöl einreiben.

ÜBUNG: LUNGEN ABKLOPFEN

Klopfe mit deinen Handflächen auf deine Brust, dann seitlich an den Rippen entlang und bis zum Rücken. Vielleicht kann jemand anderes deinen Rücken abklopfen. Bleibe geistig dabei. Denke daran, du befreist damit deine Lunge von aufgestauter Energie.

BEWUSSTES ATMEN

Bewusster Atem kann den Lungen viel Energie spenden, wenn wir die Atemluft mithilfe unserer Aufmerksamkeit in die gesamte Lunge lenken. Atme ganz tief bis in den Bauch und in die Flanken hinein. Achte darauf, dass sich beim Einatmen deine Bauchdecke nach außen wölbt und beim Ausatmen nach innen zieht. Atme auf diese Weise fünf bis 20 Minuten lang.

ANHALTEN DES ATEMS

Das Anhalten des Atems kann enorm dabei helfen, die Lunge zu reinigen. Dabei atmet man kurz ein, hält die Luft an und atmet doppelt so lange aus, wie man eingeatmet hat. Zum Beispiel: Du atmest drei Sekunden ein, hältst den Atem zwölf Sekunden lang an und atmest sechs Sekunden aus. Dies kannst du fünf bis 40 Minuten lang praktizieren oder so lange, bis der Atem wie von alleine in diesem Rhythmus fließt. Wenn du nach einiger Zeit merkst, dass es dir sehr leicht fällt, dann verlängere den Abstand folgendermaßen:

3 – 12 – 6
4 – 14 – 7
5 – 20 – 10
6 – 22 – 11
7 – 24 – 14
8 – 26 – 16
9 – 28 – 18
10 – 30 – 20

Diese Art des Atmens wirkt sich positiv auf die Gesundheit der Lunge aus, besonders bei Asthma, chronischer Bronchitis und Allergien.

ALTE EMOTIONEN FREILASSEN

Aufgestaute Emotionen können ganz tief in der Lunge sitzen, bis wir bereit sind, sie loszulassen und uns selbst so anzunehmen, wie wir sind. Bewusstes Schreien kann dabei eine große Hilfe sein. Wenn du allein zu Hause bist, im Auto oder irgendwo im Freien – vielleicht, wenn gerade ein Zug vorbeifährt –, kannst du so richtig Dampf ablassen. Ein tiefer Schrei aus dem Bauch heraus entspannt und löst Blockaden auf.

SENFPACKUNGEN

Senfpackungen sind eine alte russische Heilmethode, die den Körper entgiften. In Russland kann man sie in jeder Apotheke fertig kaufen. Du kannst sie aber auch selbst herstellen. Nimm ein dünnes Mulltuch, tränke es in warmem Wasser, streue gemahlenes Senfpulver darauf, und falte das Tuch einmal zusammen. Dann breite es über die Brust bis zu den Flanken, dort wo sich die Lungenspitzen befinden. Anschließend wickle ein Handtuch darum, und lass den Wickel 15 Minuten wirken. Senfpackungen wärmen stark, die Haut kann danach etwas gerötet sein. Reibe sie mit einem guten Öl ein.

Senfwickel wirken nicht nur heilend bei Bronchitis, sondern regen die Lungenfunktion an und sorgen für eine bessere Durchblutung der Lunge.

ENTGIFTUNG UND HARMONISIERUNG DES DARMS

Der Darm eines Erwachsenen ist etwa acht Meter lang und hat eine Oberfläche von 400 bis 500 Quadratmetern. Im Darm werden lebensnotwendige Stoffe aufgenommen und Schlacken ausgeschieden. Ein chinesisches Sprichwort sagt: »Im Darm sitzt der Tod.« Vergleiche des Darms bei gesunden und kranken Menschen zeigen, dass bei jeder Erkrankung auch der Darm beteiligt ist.

Die geistigen Themen des Darms sind: in der Vergangenheit feststecken, nicht loslassen können, Ablehnung und sich selbst bekämpfen. Wie bei der Lunge ist auch hier die Thematik des Loslassens präsent, wobei die Lunge mehr an Trauer und der Darm mehr an unverarbeiteten Erlebnissen und unerfüllten Erwartungen festhält.

MEDITATION: DEN DARM ENTGIFTEN
Setze oder lege dich bequem hin. Schließe deine Augen. Atme tief ein und weit aus. Entspanne dich.
Nun lass deine Aufmerksamkeit zu deinem Darm fließen. Beginne deinen Darm von innen wahrzunehmen. Fühle in dich hinein, und spüre, wie es deinem Darm geht. Ist er in Harmonie und in der Liebe, oder fehlt etwas? Sieh mit deinem inneren Auge hinein. Wie sieht der Darm von innen aus? Versuche, das Gewebe wahrzunehmen. Gehe mit deinem Gefühl durch den ganzen Darm hindurch. Nimm auch die Darmwände und die Darmzotten wahr. Spüre, ob dein Darm frei und sauber oder verschlackt ist.
Frage deinen Darm, was du konkret für ihn tun kannst. Vielleicht erscheinen als Antwort auf diese Frage bestimmte Bilder vor deinem inneren Auge, die dir zeigen, was du ab jetzt für deinen Darm, für die Entgiftung und für deine Gesundheit tun kannst. Du kannst deinen Darm auch channeln, um noch enger mit ihm in Kontakt zu treten und seine Bedürfnisse zu erfahren.
Anschließend atme bedingungslose Liebe und goldenes Licht in deinen Darm hinein. Fühle, wie deine Liebe den ganzen Darm ausfüllt, ihn reinigt und heilt. Spüre, wie du beim Ausatmen alle Schlacken und aufgestauten Emotionen aus deiner Vergangenheit ausatmest und loslässt. Atme auf diese Weise so lange, bis du das Gefühl hast, dein Darm ist jetzt rein und frei.

DARMREINIGUNG MIT WASSERSPÜLUNG

Ein Wassereinlauf ist eine bewährte Methode, um den Darm zu reinigen. Er kostet nichts und bringt nicht nur deinen Darm in Ordnung, sondern auch deine Gedanken. Denn wenn dein Darm verstopft ist, kann auch dein Geist sich nicht frei entfalten.

Für Einläufe benutze am besten einen Irrigator, der aus einem Wasserbehälter und einem Einlaufschlauch besteht und in der Apotheke erhältlich ist. Fülle den Behälter mit reinem, warmem Wasser (36 bis 38 Grad) oder Kräutertee. Du kannst auch etwas Steinsalz in Wasser auflösen. Reibe das Einlaufrohr mit etwas Speiseöl ein (bitte keine Vaseline verwenden). Bücke dich nach vorn, und führe das Einlaufrohr in deinen After ein. Lass das Wasser in deinen Darm laufen, solange du es aushältst. Wenn du das Wasser nicht mehr halten kannst, benutze die Toilette. Du kannst diese Prozedur mehrmals wiederholen, bis dein Darm ganz rein ist. Falls du gesundheitliche Probleme hast, sprich unbedingt mit deinem Arzt oder Heilpraktiker, denn es gibt auch Kontraindikationen für den Einlauf, wie zum Beispiel mechanischen Darmverschluss oder Hämorrhoiden.

Nach dem Wassereinlauf fühlst du dich unglaublich befreit und energiegeladen.

MINI-EINLÄUFE MIT ÖL

Öleinläufe wirken sehr heilend auf den Darm und sind besonders für unruhige und nervöse Menschen geeignet. Sie sind hervorragend bei trockenem Darm, unregelmäßigem Stuhlgang und auch bei trockener und rissiger Haut. Man kann spezielle ayurvedische Öle für die sogenannten Darm-Bastis oder Speiseöl (Sesam- oder Olivenöl) in guter Qualität verwenden. 80 bis 100 Milliliter Öl reichen völlig aus.

Bevor du dir den Einlauf verabreichst, lege für 20 Minuten eine Wärmflasche auf deinen Bauch, und entspanne dich. Danach gib das warme Öl mithilfe eines Klistiers oder einer großen Spritze in deinen Mastdarm. Bleibe 20 Minuten auf der linken Seite liegen, dann 20 Minuten auf der rechten und zum Schluss 20 Minuten auf dem Rücken. Sieh dabei nicht fern, und lies auch nicht. Wenn du magst, höre ruhige Musik und meditiere. Spüre deinen Körper und deinen Darm. Hilf deinem Körper, geistig loszulassen. Das Öl wird vom Körper aufgenommen, und der Rest wird mit dem Kot ausgeschieden.

BAUCHMASSAGE

Eine Bauchmassage schenkt dir Entspannung durch liebevolle Selbstberührung. Die günstigste Zeit dafür ist am Morgen, direkt nach dem Aufwachen, und am Abend vor dem Schlafengehen.

Lege dich hin und atme tief ein, als ob du dich selbst in deinen Körper einatmest. Gehe mit deinen Gedanken in dein Herz und spüre, wie dein Herzraum sich mit bedingungsloser Liebe füllt. Die Liebe fließt in deine Hände und reinigt und öffnet deine Handchakren. Nimm wahr, wie es in deinen Händen zu kribbeln beginnt. Danach lege die Hände auf deinen Bauch. Fühle die Bauchdecke, und spüre, wie aus deinen Händen Wärme und heilende Energie fließen. Jetzt kreise langsam für etwa drei Minuten mit der rechten Hand gegen den Uhrzeigersinn über deinen Bauch, und fühle, wie die Energie deinen Darm wie von innen massiert. Danach kreise langsam für weitere drei Minuten mit der linken Hand in die entgegengesetzte Richtung.

Nun streiche mit beiden Handflächen von den Hüften in Richtung Nabel, dann vom Schambein und Brustbein zum Nabel. Massiere mit einer Hand den Nabel und die Nabelgegend.

Führe alle Bewegungen während der Bauchmassage langsam, liebevoll und ohne Hektik durch. Entspanne, und lass los. Wenn dabei traurige oder aufgewühlte Gefühle in dir aufsteigen, nimm sie an. Sage dir: »Ich nehme mich so an, wie ich bin. Ich bin in Liebe.«

NATRON UND FRISCH GEPRESSTE SÄFTE

Natron (oder auch Speisesoda) ist ein wunderbares Mittel zur Entsäuerung des Körpers. Löse einen viertel Teelöffel Natron in einem Glas mit warmem Wasser auf. Trinke es eine Woche lang jeden Morgen auf nüchternen Magen.

Du kannst deinen Darm auch mit frisch gepressten Säften reinigen und heilen. Bereite dir täglich frische Säfte aus Karotten, Sellerie, Kürbis und Süßkartoffel zu. Am besten entsaftest du jede Gemüsesorte separat; grünen Salat oder Kräuter kannst du mit einer Gemüsesorte mischen. Gib niemals Obst zum Gemüse.

Lege mindestens einmal in der Woche einen Safttag ein. An diesem Tag darfst du so viele Säfte trinken, wie du möchtest, aber nichts essen. Eine Saftkur entgiftet und regeneriert den Darm und mit ihm den ganzen Körper.

Denke auch daran, deine Mahlzeiten zu reduzieren und dazwischen nicht zu naschen, um deinem Darm Ruhe zu geben. Verzichte auf Kaffee und schwarzen oder grünen Tee, die bewusstseinsverändernd wirken.

Wende dich bei der Entsäuerung und der Saftkur immer auch den Gefühlen zu, die in dir aufsteigen, und nimm sie an.

»ARTGERECHTE« ERNÄHRUNG

Die russische Ärztin und Wissenschaftlerin Galina Schatalova führte den Begriff der artgerechten Ernährung auch für Menschen ein und schrieb darüber in mehreren Büchern. Die artgerechte Ernährung des Menschen ist vegan, das heißt ohne tierische Eiweiße und rein auf Pflanzenbasis.

Tierische Eiweiße verstopfen und verkleistern unseren Darm. Der verstopfte Darm aber ist ein willkommenes Milieu für zahlreiche Krankheiten. Eine vegane Ernährungsweise kann deinem Darm und deiner gesamten Gesundheit enorm helfen. Viele Menschen haben Angst, sich vegan zu ernähren, weil sie befürchten, nicht satt zu werden. Doch auch veganes Essen ist ein Genuss, und man kann dabei nicht nur seiner Gesundheit, sondern auch der Umwelt und den Tieren etwas Gutes tun. Wir sind das, was wir essen. Versuche, 40 Tage lang vegan zu essen; du wirst dich wundern, wie energiegeladen du dich währenddessen fühlst.

ENTGIFTUNG UND HARMONISIERUNG DER NIERE

Über die Nieren, die zu den Organen des Harnsystems zählen, werden Endprodukte des Stoffwechsels – die sogenannten harnpflichtigen Substanzen – und Giftstoffe ausgeschieden.

Die zentralen Themen der Nieren sind Ängste und Schuldgefühle. Diese Emotionen können tief in uns sitzen und die Nieren schwer belasten. Man behält alles in sich, ist starr vor Angst. Emotionen und Gifte können nicht losgelassen bzw. ausgeschieden werden. Die Energie kann nicht abfließen und staut sich. Ängste aus der Kindheit und Vergangenheit wie auch aus früheren Verkörperungen können hier festsitzen und mit ihnen die Angst vor Unbekanntem, Zukunftsängste, Existenzängste. Nierensteine signalisieren alte chronische Ängste, die verdrängt worden sind.

Die geistige Medizin dagegen ist loslassen, in den Fluss kommen und vertrauen.

MEDITATION: DIE NIERE ENTGIFTEN

Setze oder lege dich bequem hin. Schließe deine Augen. Atme tief ein und weit aus. Entspanne dich. Lass nun deine Aufmerksamkeit zu deinen Nieren fließen. Beginne deine Nieren von innen wahrzunehmen. Fühle in dich hinein, und spüre, wie es deinen Nieren geht. Sind sie in Harmonie in Liebe und im Fluss, oder fehlt etwas? Sieh mit deinem inneren Auge hinein. Wie sehen die Nieren von innen aus? Konzentriere dich zuerst auf die rechte und dann auf die linke Niere. Versuche, das Gewebe wahrzunehmen. Ist es geschmeidig, gut durchblutet, rosa, gesund? Oder eher schattig, dunkel, angegriffen? Spüre genau hin.

Frage jetzt deine Nieren, was du konkret für sie tun kannst. Vielleicht erscheinen als Antwort auf diese Frage bestimmte Bilder vor deinem inneren Auge, die dir zeigen, was deiner Entgiftung und deiner Gesundheit guttut.
Danach atme bedingungslose Liebe und goldenes Licht in deine Nieren ein. Fühle, wie deine Liebe beide Nieren ausfüllt, sie reinigt und heilt. Spüre, wie du beim Ausatmen alle Schlacken und aufgestauten Emotionen ausatmest und loslässt. Atme auf diese Weise so lange, bis du das Gefühl hast, dass deine Nieren sich rein und frei anfühlen.

ANGST AUFLÖSEN

Stelle dir vor, du befindest dich auf einer wunderbaren Wiese. Du bist nicht allein; ein mächtiges, lichtvolles Schutzwesen ist an deiner Seite. Du fühlst dich sicher und beschützt. Nun frage dich: »Was sind meine schlimmsten Ängste?« Erlaube dir, dass Bilder und Gefühle in dir auftauchen. Beobachte deine Angst aus der Entfernung, so als ob du einen Film ansehen würdest. Sei dir die ganze Zeit über bewusst, dass dein Schutzwesen an deiner Seite ist.

Sage zu deiner Angst: »Ich sehe dich! Ich weiß, dass du ein Teil von mir bist. Ich akzeptiere, dass du da bist.« Versuche nun, dich deiner Angst langsam zu nähern. Denke daran, dass die Angst nur ein abgespaltener Anteil von dir selbst ist.

Öffne dein Herz, und erfülle es mit deiner Liebe. Lass diese Liebe zu deiner Angst fließen. Fühle, wie die hohe Schwingung der bedingungslosen Liebe alles harmonisiert und heilt. Nimm deine Angst nun an. Atme den abgespaltenen Teil zu dir zurück, und fühle, wie du wieder ganz wirst. Spüre dein Schutzwesen neben dir, und fühle, du bist in Sicherheit.

HEILSAME AUSSCHEIDUNGEN

Die Toilette ist ein wichtiger Raum des Loslassens und der Heilung. Beim Wasserlassen konzentriere dich ganz auf den Moment, sage zu dir: »Ich lasse jetzt los, ich gebe alle meine Ängste, alle meine gestauten Gefühle frei. Mögen sie mit dem Wasser weggetragen und transformiert werden.« Dabei atmest du aus.

Dies heilt dich innerlich von deiner Vergangenheit mit all den Ängsten und inneren Verkrampfungen.

Auch Wasserlassen im Freien kann sehr heilend sein. Du gibst etwas an die Erde weiter zur Heilung und Transformation. Atme danach zusammen mit der frischen Luft ein Gefühl der Freiheit und bedingungslosen Liebe in dich hinein, und schicke es zu deinen Nieren.

DIE NIERENFUNKTION ANREGEN

Stelle dich gerade hin. Reibe deine Hände, bis sie ganz warm sind. Dann lege sie auf die Nieren, und reibe die Stelle warm. Atme dabei tief bis in die Nieren hinein und kräftig mit dem Mund wieder aus. Dann schließe die Augen, und konzentriere dich auf deine Nieren. Schicke ihnen deinen Dank, deine Wertschätzung und unendliche Liebe.

DIE NIERENFUNKTION MIT FUSSBÄDERN ANREGEN

Kalte Füße können ein Signal für gestaute und überlastete Nieren sein. Ein Fußbad sorgt für besseren Fluss. Du brauchst dafür Schachtelhalmkraut, eine Wärmflasche und eine Fußbadewanne.

Überbrühe zwei bis drei Esslöffel Schachtelhalmkraut mit einem Liter kochendem Wasser und lass es zehn Minuten köcheln. Dann seihe es ab, gib etwas davon in eine Teetasse, und verdünne den Sud mit kochendem Wasser. Gieße den Rest in das Fußbad, und gib kaltes Wasser hinzu, damit es angenehm warm für deine Füße ist. Stelle eine ruhige Musik an, setze dich bequem in einen

Sessel, lass die Füße in das Fußbad sinken, und stecke eine Wärmflasche zwischen die Sitzlehne und deinen Rücken, auf Höhe der Nieren. Entspanne dich, trinke den Schachtelhalmtee, und gieße immer wieder heißes Wasser nach, um die Temperatur konstant zu halten. Konzentriere dich auf deine Nieren, schicke ihnen deine Liebe und deinen Dank. Spüre, wie das heiße Wasser deine Füße und die Nieren erwärmt, entspannt und alle Energiestaus löst. Alles kommt in Fluss, du lässt los, und Heilung geschieht.

ENTGIFTUNG UND HARMONISIERUNG DER LEBER

Die Leber ist das größte Entgiftungsorgan in unserem Körper. Die Funktionen sind sehr vielfältig. Deswegen ist es immer von Vorteil für das gesamte Körpersystem, etwas für die Leber zu tun.

Themen der Leber sind: Wut, Hass, Zorn, Eifersucht. Die geistige Medizin dagegen sind Sanftmut und Freundlichkeit.

Bei alkohol- und tablettenabhängigen Menschen ist die Leber stark geschädigt. Es sind nicht nur die Giftstoffe, die die Leber zerstören, sondern auch die Gefühle, die man mit dem Alkohol zu unterdrücken versucht.

MEDITATION: DIE LEBER ENTGIFTEN

Setze oder lege dich bequem hin. Schließe deine Augen, und spüre deinen Körper. Lass deine Aufmerksamkeit nun zu deiner Leber fließen. Nimm sie innerlich wahr. Wie fühlt sie sich an, wie geht es deiner Leber? Ist sie in Harmonie, in Liebe und im Fluss, oder fehlt etwas? Spüre mit deinem inneren Auge hin. Wie sieht deine Leber von innen aus? Versuche, das Gewebe wahrzunehmen. Spüre, ob es frei und sauber ist, ob die Leber in Harmonie ist oder ob es Schlacken, einen Stau und Schatten gibt. Fühle es.

Frage deine Leber, was du konkret für sie tun kannst. Vielleicht erscheinen auf diese Frage hin bestimmte Bilder als

Antwort vor deinem inneren Auge, die dir zeigen, was für deine Entgiftung und für deine Gesundheit gut ist.

Danach atme bedingungslose Liebe und goldenes Licht in deine Leber hinein. Fühle, wie deine Liebe die ganze Leber ausfüllt, sie reinigt und heilt. Spüre, wie du beim Ausatmen alle Schlacken und aufgestauten Emotionen, alle Wut, Ärger und Groll ausatmest und loslässt. Atme auf diese Weise so lange, bis du das Gefühl hast, deine Leber ist rein und frei.

LEBERWICKEL MIT SCHAFGARBENKRAUT

Ein Leberwickel sorgt dafür, dass die Leber stärker durchblutet wird. Auf diese Weise wird sie bei ihrer wichtigen Entgiftungsarbeit unterstützt.

Bringe einen Liter Wasser zum Kochen. Gib vier Esslöffel Schafgarbenkraut in das kochende Wasser und lass es zehn Minuten ziehen, danach seihe es ab. Tränke ein Handtuch darin, und wringe es kräftig aus (Vorsicht, heiß!). Lege es auf den rechten Oberbauch (Leberregion), und decke es mit einem trockenen Tuch ab. Du kannst den Wickel auch mit einem Schal fixieren. Lege darüber eine Wärmflasche, und ruhe dich eine halbe Stunde mit dem Wickel aus. Die ideale Uhrzeit für einen solchen Leberwickel liegt zwischen 12 und 14 Uhr.

BITTERKRÄUTER UND SÄFTE

Iss regelmäßig Bitterkräuter wie Löwenzahn, Schafgarbe, Kresse und Rucola, im Winter Chicorée und Endiviensalat. Sie befreien deine Leber von Stau und unterstützen die Verdauung.

Auch mit Saftkuren kann man die Funktion der Leber gut unterstützen. Trinke öfter frisch gepresste Gemüsesäfte, z. B. aus Karotten, Sellerie, Fenchel oder Roter Bete.

DIE HAUT ENTGIFTEN UND HARMONISIEREN

Die Haut ist das größte Organ des menschlichen Körpers. Sie atmet, reguliert den Wärmehaushalt des Körpers, schützt, scheidet aus und ist unser Tastorgan.

Die Themen der Haut sind: Kontakt zu sich selbst und zur Welt, Halt der Lebensenergie, sich wohl in seiner Haut und in sich selbst zu Hause fühlen. Wenn wir uns in unserem Leben und in uns selbst nicht wohlfühlen, können Probleme mit der Haut entstehen, genauso wie bei Grenzüberschreitungen von außen, wenn wir uns angegriffen fühlen oder uns ständig verteidigen müssen. Die Haut erinnert uns daran, dass wir wieder lernen müssen, in uns selbst, in unserer Haut, in unserem heiligen Raum zu sein. Denn wir sammeln Gifte im Körper an, wenn wir uns unserer selbst nicht bewusst sind. Wir sollten lernen, uns auf die Lebensenergie zu konzentrieren, die nicht von außen, sonder von innen in uns entsteht. Da die Haut in der Lage ist, Nährstoffe aufzunehmen und Schlacken auszuscheiden, können wir sie täglich bei dieser Tätigkeit unterstützen.

SAUNA

Eine wunderbare Entgiftung für die Haut bieten Saunabesuche und Dampfbäder. Wer die trockene Hitze in der Sauna nicht gut verträgt, sollte es mit Dampfbädern versuchen. Spüre, was dir am besten tut, und lasse dich öfter damit verwöhnen.

KÖRPERPEELING

Auch mit einem Körperpeeling können wir die Haut bei der Entgiftung unterstützen. Feines Olivenöl, mit etwas Steinsalz gemischt, ergibt ein tief reinigendes und pflegendes Mittel für die Haut. Reibe den ganzen Körper damit ein, lass das Öl ein paar Augenblicke einwirken, und spüle mit Wasser ab. Die Haut ist danach seidig und schön.

MASSAGEN

Massagen tun nicht nur der Haut gut, sondern auch dem Gewebe, das unter ihr liegt. Eine ayurvedische Ganzkörperbehandlung zählt zu den Therapien, die stark entgiftend wirken. Man kann sich aber auch wunderbar selbst massieren. Benutze dafür nur reine Naturöle, nach dem Prinzip: Nur das, was du essen kannst, solltest du auch auf die Haut auftragen. Alles andere vergiftet deinen Körper.

MEDITATION: DIE HAUT REINIGEN
Setze oder lege dich bequem hin. Wenn du magst, schließe die Augen. Beginne, deinen Körper wahrzunehmen und dich in deinen Körper einzuatmen.
Stelle dir nun vor, du beginnst mit deinen Hautporen zu atmen. Dabei atmest du Lichtenergie ein und alle giftigen Substanzen wieder aus. Bleibe bei dieser Vorstellung und Empfindung einige Minuten lang, bis du das Gefühl hast, dass deine ganze Haut zu leuchten beginnt.
Sprich: »Mögen alle giftigen Stoffe, die nicht der in der Matrix gesammelten Wahrheit entsprechen, auf eine natürliche und sanfte Weise aus meinem Körper entfernt werden. Jetzt! Danke!«
Fühle deine Haut, fühle dich selbst, und dann gehe mit deiner Aufmerksamkeit in dein Herzzentrum, und lass die Liebe in dir fließen. Fühle, wie die Liebe einen schützenden Raum um dich legt. Versiegle diesen Raum mit deiner Dankbarkeit. Und sprich: »Mein heiliger Raum gehört mir, nur die reine Liebe kann meinen Raum betreten. So sei es. Danke.«

Heilen mit Lichtmedizin

LICHTMEDIZIN – EIN HEILMITTEL DER NEUEN ZEIT

Wir können unsere Selbstheilungskräfte aktivieren und dem Körper Heilung zufließen lassen, indem wir unsere Aufmerksamkeit darauf richten, dass wir ganz sind. Mit fokussierter geistiger Kraft und unserer Absicht können wir unsere Medizin selbst herstellen. Ich bezeichne sie als Lichtmedizin, den sie besteht aus dem Licht der göttlichen Essenz.

Lichtmedizin ist ein Heilmittel der neuen Zeit. Nachdem in der fünften Dimension Homöopathie, Schüßler-Salze und Bach-Blüten nicht mehr greifen, hilft uns nun die Lichtmedizin dabei, heil zu werden und zu bleiben, denn sie trägt die Schwingung der bedingungslosen Liebe in sich.

Um Lichtmedizin herzustellen, benötigen wir Wasser. Im Idealfall sollte das Wasser gereinigt sein und nicht aus einer Plastikflasche stammen. Im Notfall können wird jedoch jedes Wasser in Lichtmedizin verwandeln. Unser Geist ist mächtig. Nimm für deine Lichtmedizin ein durchsichtiges Glas oder eine Glasflasche, auf der keine Symbole, auch nicht die Blume des Lebens, keine Zahlen, Buchstaben oder sonstige Logos aufgedruckt sind. Denn jedes Zeichen programmiert und kann sich auf die Qualität der Lichtmedizin auswirken.

Um deine Medizin herzustellen, frage dich als Erstes, wofür sie dir helfen soll. Welches körperliche oder auch seelische Symptom möchtest du heilen? Denke daran, dass du diese Medizin nur für dich persönlich herstellen sollst. Ausnahmen sind deine Kleinkinder, Tiere und Pflanzen. Konzentriere dich nun darauf, was du mit der Medizin erreichen möchtest. Auf diese Weise stimmst du dich geistig auf den Zustand ein, in dem deine Symptome bereits geheilt ist.

Ein Beispiel: Du möchtest eine Medizin gegen deine Kopfschmerzen herstellen. Schon allein die Aufmerksamkeit auf die Aussage »Ich möchte keine Kopfschmerzen mehr haben« bewirkt, dass deine Kopfschmerzen noch stärker werden. Wenn deine Absicht beim Symptom verweilt, vergrößert dies nur dein Leid. Frage dich an dieser Stelle daher, was du haben möchtest. Wie wirst du dich fühlen, wenn du bereits heil bist? Wie werden sich dein Kopf und dein gesamter Körper dann anfühlen? Die Antwort könnte folgende sein: »Mein Kopf ist vollkommen klar und gesund. Ich bin hellwach.«

Die Absicht bei der Herstellung der Lichtmedizin soll immer positiv ausgedrückt werden und den Zustand beschreiben, in dem dein Symptom schon geheilt ist – ähnlich wie eine Affirmation. Einige Beispiele:

- Ich habe vollkommen gesunde Zähne.
- Ich habe volles Haar, gesund und glänzend, in meiner natürlichen Farbe.
- Ich habe vollkommen gesunde Augen.
- Ich sehe klar in fern und nah.
- Ich habe eine harmonische und liebevolle Beziehung mit (Name).
- Mein Herz ist gesund, stark und in Liebe.
- Meine Blutgefäße sind frei, elastisch und vollkommen gesund.
- Ich bin stets in mir zentriert, und ich spüre mein Körper.
- Ich lebe im Jetzt, und ich bin glücklich.
- Ich fühle mich wohl in meinem Körper.

Sobald deine Absicht klar ist, kannst du mit der Herstellung der Lichtmedizin beginnen. Halte wie oben beschrieben ein Glas oder eine Flasche mit Wasser bereit.

LICHTMEDIZIN SELBST HERSTELLEN

Nimm im Stehen oder Sitzen eine gerade Haltung ein. Stelle deine Füße schulterbreit nebeneinander, und spüre den Boden, um dich gut zu erden. Atme ganz tief in dich hinein, als ob du dich selbst in deinen Körper einatmest. Fühle deine Präsenz.

Nun nimm das Glas oder die Flasche mit dem Wasser in beide Hände, und halte es vor dein Herzchakra. Lass deine ganze Aufmerksamkeit in deinen Herzraum fließen. Erfülle deinen Herzraum mit bedingungsloser Liebe. Fühle, wie diese Liebe sich mehr und mehr in dir ausbreitet und dein ganzes Körpersystem erfüllt.

Konzentriere dich ganz auf deine Absicht. Wie fühlt es sich an, wenn deine Symptome schon geheilt sind und du vollkommen gesund bist? Begib dich in den Zustand deiner Absicht, so als ob die Heilung schon stattgefunden hätte. Erfülle jede Zelle deines Körpers und vor allem deinen Herzraum mit dieser Energie, und spüre, wie sie wie Licht durch deine Hände in das Wasser hineinfließt. Die Wassermoleküle beginnen zu leuchten und bilden wunderschöne Kristalle, die dich nun darin unterstützen, den gewünschten Zustand zu erreichen. Fühle, wie in diesem Moment auch dein Zellwasser die gleiche Struktur einnimmt. Spüre, wie die Heilung bereits in dir stattgefunden hat. Gehe innerlich in die Dankbarkeit, und dann nimm einen Schluck von deinem Wasser, und fühle, wie es in deinen Körper hineinfließt und dich mit Liebe, Licht und Freude erfüllt.

Deine Lichtmedizin ist fertig. Trinke schluckweise davon über den ganzen Tag verteilt, so wie es für dich stimmig ist. Jedes Mal, wenn du davon trinkst, versetze dich in den gewünschten Zustand der Heilung, Liebe und Harmonie.

Bereite dir deine Medizin täglich frisch zu, denn damit potenzierst du sie, da sich auch deine eigene Schwingung Tag für Tag erhöht. Du wirst merken, dass du dich nicht nur gesünder, sondern auch immer erwachter fühlst.

Die Lichtmedizin behandelt nicht die Symptome, sondern wirkt ganz tief auf die Ursache, durch welche die Symptome entstanden sind.

AURASPRAY HERSTELLEN

Auch dein Auraspray kannst du dir nach diesem Prinzip selbst herstellen. Du brauchst dafür keine teuren Essenzen zu kaufen. Nur du selbst bist in der Lage, dich vollkommen zu heilen. Alle Mittel von außen dienen lediglich als Inspiration und kleine Unterstützung. Deine wirkliche Kraft ist in dir und wartet darauf, gebraucht zu werden.

Für dein eigenes Auraspray bereite deine Lichtmedizin zu. Dann gieße etwas davon in eine unbeschriftete gläserne Sprühflasche, und besprühe dich so oft damit, wie es für dich stimmig ist.

Das Auraspray wirkt auf die feinstofflichen Bereiche unseres Körpers. Ich persönliche stelle mir meine Auraschutz-Medizin für unterwegs her. Sie hilft mir dabei, meine Energie auch unter vielen Menschen und all den Informationen von außen zu bewahren.

Experimentiere damit, sei kreativ, öffne dich für deine inneren Heilkräfte, und stelle sie für dein Leben zu Verfügung. Doch stelle keine Medizin und keine Auraspray her, um sie weiterzuverkaufen. Besser lehre deine Mitmenschen, sie selbst herzustellen. Denn sie brauchen ihre eigenen Frequenzen in ihrer Medizin, damit diese wirken kann.

Teil IV:
Heilung konkreter Symptome

Heilung in der neuen Zeit

THERAPIEREN ODER LOSLASSEN?

Heilung findet durch eine Erkenntnis in uns statt, die nur wir selbst erreichen können. Jedes Mal, wenn wir im Außen um Hilfe bitten, entmachten wir uns dabei und signalisieren der geistigen Welt: »Ich kann das nicht, ich bin noch nicht reif.« Schon der Satz: »Hilf mir!« macht uns klein und verletzlich. Wir sollten immer auf die Worte achten, die wir gebrauchen, denn sie erschaffen Gefühle und Schwingungen. Viel besser ist doch das Wort »unterstützen«: »Ich löse selbst meine Themen, und du unterstützt mich dabei.«

Früher habe ich viele Einzelsitzungen gegeben und mit Kinesiologie, schamanischen Techniken, Aufstellungen und ähnlichen Methoden gearbeitet. Viele Sitzungen kreisen um immer gleiche Themen. Ich hätte unendlich weitertherapieren können, aber das schien mir keine Lösung zu sein. Irgendwann nach einem anstrengenden Tag in meiner Praxis hatte ich buchstäblich die Nase voll. Ich bekam eine starke Erkältung und zog mich für einige Tage zurück. Nun hatte ich Zeit, um über alles nachzudenken. Mir wurde klar, wie sehr ich diese Einzelstunden mit meinen Klienten innerlich ablehnte, weil ich das Gefühl hatte, in einem Hamsterrad zu laufen. Ich spürte, wie Einzelsitzungen die Menschen abhängig machen und sie in gewisser Weise entmachten. Viele Klienten kamen von sehr weit her zu mir in der Hoffnung, die russische Heilerin würde ihnen schon helfen. Mit einem Mal wollte ich keine einzige Sitzung mehr durchführen, mit niemandem. Mein Kalender war voll mit Terminen, und ich sagte alle ab. Ich verbrachte danach einige Zeit wie in einem Vakuum und versank ganz tief in meiner inneren Welt. Ich erkannte, dass wir keine Sitzungen mehr brauchen – wir brauchen Heilung. So beschloss ich, statt Hunderte von Sitzungen öfter Seminare und Workshops zu geben, andere auszubilden, Bücher zu schreiben und DVDs und CDs aufzunehmen, um den Menschen ein Werkzeug zur Selbstheilung an die Hand zu geben. Damit jeder aus der Abhängigkeit von außen in die eigene Ermächtigung gehen kann.

WENN DER KÖRPER ZEICHEN GIBT

Eine Krankheit ist in meinen Augen eine gestellte Diagnose, die einen Namen hat und dann mit allen Mitteln bekämpft wird. Ein Symptom aber ist ein Zeichen des Körpers, dass etwas im Leben nicht stimmt und dringend einer ganzheitlichen Veränderung bedarf. Nun sollte diese Veränderung nicht an der Stelle, wo das Signal aufleuchtet, therapiert werden, sondern der Mensch sollte im Ganzen betrachtet werden. Wenn in deinem Auto eine Anzeige leuchtet, weißt du, dass du nicht die blinkende Anzeige reparieren, sondern zur Werkstatt fahren musst. Ganz ähnlich verhält es sich mit dem Körper und seinen Signalen.

In der chinesischen Medizin heißt es: »Wenn du krank bist, ändere deine Ernährung. Wenn dir das nach einiger Zeit keine Besserung gebracht hat, dann verändere deine Lebensweise, deine Umgebung, dein Denken. Wenn dies nach einiger Zeit immer noch nichts bringt, erst dann bist du berechtigt, Medizin zu nehmen.« Diesen Ansatz finde ich sehr weise.

Manche Leute fragen, wieso man bei der Heilung sich nicht gleich auf die Gesundheit des gesamten Körpers konzentriert. Warum soll man die Aufmerksamkeit auf bestimmte Themen richten, und was macht man, wenn man mehrere Themen hat – auf welche konzentriert man sich zuerst? Auch wenn das Geistige Heilen einen ganzheitlichen Ansatz hat, können wir sehr präzise vorgehen, wenn wir uns auf konkrete Themen fokussieren. Sie wirken in diesem Fall wie ein Wegweiser, der uns auf geradem Weg zum Ziel bringt. Mit jedem Thema, das du körperlich oder auch seelisch wahrnimmst, ist eine Ursache verknüpft. Wenn wir zu allgemein nach Gesundheit streben, brauchen wir viel länger, bis wir alle zugrunde liegenden Ursachen in uns erkennen und auflösen. Die Arbeit mit einem spezifischen Thema gewährt uns einen tieferen Einblick in unser Unterbewusstsein.

Wenn man mehrere Themen hat, die man heilen möchte, so sucht man sich das aus, das die höchste Priorität hat, und widmet sich nur diesem. Aber die Aufmerksamkeit sollte dabei nicht auf die Symptome gerichtet sein, sondern auf das Endziel. Frage dich auch hier: Wie wird es sein, wie werde ich mich fühlen, wenn das Thema in mir bereits geheilt ist?

In den folgenden Kapiteln behandeln wir mehrere spezielle Themen und versuchen, sie ganzheitlich zu verstehen und zu integrieren. Das Thema Gehirn wird in den Methoden zur Verbindung und Harmonisierung der beiden Gehirnhälften behandelt. Die spielerischen Übungen helfen dir, neue Verknüpfungen im Gehirn zu schaffen, was wiederum deine medialen Fähigkeiten vergrößert. Im Kapitel Wirbelsäule erfährst du, wie du mehr Erdung und Halt in deinem Leben erreichst. Das Thema Allergie dreht sich um das bedingungslose Annehmen deiner selbst. Das Thema Herz beschäftigt sich nicht nur mit dem physischen, sondern auch mit dem energetischen Herzen und führt dich in den Raum deiner fünften Herzkammer. Im Anschluss daran beleuchten wir den Körper von Kopf bis Fuß und zum Abschluss dieses Teils die Zähne.

Das entwickelte Gehirn

ZURÜCK ZUR GANZHEIT

Unser Gehirn ist ein perfekter Computer und weitaus besser als alle Rechner, die der Mensch erschaffen hat. Doch je mehr wir Maschinen und Geräte anstelle unseres Gehirns benutzen, desto mehr verkümmert es.

Unsere geistige Entwicklung geht mit der Entwicklung unseres Gehirns einher. In unserem Gehirn befinden sich höhere Chakren, wie das Stirn- und das Kronenchakra, und auch wichtige Hilfschakren, wie die Ohrenchakren und das Schädelbasischakra. Diese Chakren verbinden uns mit unserem göttlichen Kern und dem ganzen Universum. Durch sie sind wir an die Akasha-Chronik angebunden; wir können universelles Wissen aus der kosmischen Bibliothek in uns aufnehmen und es für unser Leben zur Verfügung stellen (siehe Seite 98).

Im Gehirn befindet sich ein Bereich, der für den freien Willen des Menschen steht. Dieses Areal ist bei vielen Menschen blockiert. Daher können die meisten Menschen sich nicht wirklich als frei bezeichnen, sondern sind eher fremdgesteuert. Durch die folgenden Übungen können wir diesen Teil wieder befreien, ihn aktivieren und neue Verknüpfungen im Gehirn freischalten, die uns mit unseren übersinnlichen Fähigkeiten verbinden.

Alles, was wir intensiv üben, hinterlässt Spuren im Gehirn. Die Nervenzellen, die Verbindungen zwischen den Zellen oder ganze Hirnareale verändern sich dabei. Nimm dir täglich etwas Zeit, um dein Gehirn zu trainieren, ob allein oder mit der ganzen Familie. Gerade bei Kindern wirken sich die Übungen hilfreich auf das Lernverhalten aus und sorgen für bessere Schulnoten. Mit den Übungen auf den folgenden Seiten arbeitest du nicht nur an speziellen Blockaden im Kopfbereich, sondern auf einer tiefen Ebene an deiner Heilung, denn sie dienen dazu, dass du über dein Gehirn zurück in die Ganzheit findest.

LINKST STATT RECHTS BZW. UMGEKEHRT

Wir können unser Gehirn fordern, wenn wir beginnen, unsere gewöhnten Tätigkeiten nicht mit der dominanten Hand auszuüben. Wenn du Rechtshänder bist, probiere mit der linken Hand zu schreiben, zu malen, die Zähne zu putzen, die Tür aufzuschließen und Ähnliches. Bist du Linkshänder, dann fordere dein Gehirn, indem du gewohnte Dinge mit der rechten Hand erledigst.

Probiere es aus, und bleibe dabei – für ein paar Tage oder auch länger. Du wirst feststellen, wie sich deine Fähigkeiten dadurch vergrößern und es dir immer leichter fällt, die nicht dominante Hand zu gebrauchen.

Falls du Brillenträger bist, ist es von Vorteil, die folgenden Übungen ohne Brille und Kontaktlinsen auszuführen, weil sie auf das Stirnchakra wirken. Möglicherweise stellst du fest, dass sich dein Sehvermögen mithilfe der Übungen verbessert.

ÜBERKREUZBEWEGUNGEN

Alle Überkreuzbewegungen verbessern die Verbindung zwischen der linken und der rechten Gehirnhälfte. Die Kommunikation zwischen den beiden Hemisphären ist eine Grundvoraussetzung zum leichten und effizienten Lernen. Nutze die Zeit, die du im Alltag auf etwas wartest, um dich mit diesen Überkreuzbewegungen zu beschäftigen. Und so geht es: Bewege abwechselnd den rechten Arm und das linke Bein zusammen und umgekehrt, so als ob du auf der Stelle gehst. Die Bewegung kann auch nach vorne, zur Seite oder nach hinten gemacht werden, indem du mit der rechten Hand hinter dem Rücken den linken Fuß berührst und umgekehrt. Du kannst die Übung auch im Liegen oder Sitzen durchführen.

Dabei gilt: Je langsamer und bewusster du die Übung machst, desto intensiver verschalten sich beide Gehirnhälften.

DIE LIEGENDE ACHT

Diese einfache Übung bringt viele Vorteile mit sich: Sie verbessert die Augenfunktion, löst Stress, entspannt und wirkt positiv auf die Gehirnfunktion.

Strecke eine Hand vor deiner Brust aus, blicke auf deinen Daumen, und male langsam in der Luft eine große liegende Acht. Dabei bleibt dein Blick immer auf deinen Daumen gerichtet.

ÜBUNG: DÄUMCHEN DREHEN

Mit dem Daumendrehen kannst du Energiepunkte aktivieren, die neue Verknüpfungen im Gehirn herstellen. Darüber hinaus aktivierst du mit dieser Übung dein Chakrasystem, was sich positiv auf deine Gesundheit, Finanzen, Beziehungen, Kommunikation, die innere Ruhe und das Vertrauen auswirkt.

Bringe den Daumen der rechten Hand zum linken kleinen Finger und gleichzeitig den Daumen der linken Hand zum rechten kleinen Finger. Wechsle die Finger in einer drehenden Bewegung etwa 30 Sekunden lang. Danach übe das Gleiche mit Daumen und Ringfinger, dann mit Daumen und Mittelfinger und zum Schluss mit Daumen und Zeigefinger.

ÜBUNG: DICK UND DOOF

Vielleicht kennst du diese Übung aus einem alten Dick-und-Doof-Film:
Die linke Hand berührt die Nase und die rechte Hand das linke Ohr. Wechsle die Hände: Jetzt berührt deine rechte Hand die Nase und deine linke das rechte Ohr. Wechsle die Hände in schnellem Tempo.
Um diese Übung zu steigern und Dick und Doof nachzumachen, klatsche beim Wechseln in die Hände oder auf die Knie.

ÜBUNG: KAPITÄN

Die folgende Übung gelingt dir vielleicht nicht auf Anhieb. Ich selbst habe vier Tage dafür gebraucht und bei jeder Gelegenheit geübt.
Führe deine rechte Hand zur Stirn wie beim Kapitänsgruß. Mache gleichzeitig mit der Linken eine Faust, und führe den Daumen nach oben, wie beim Okay-Zeichen. Dann wechsle die Hände.
Um die Schwierigkeit zu steigern, klatsche bei jedem Wechsel in die Hände.

ÜBUNG: DAUMEN VERSTECKEN

Mache mit der rechten Hand eine Faust, und führe den Daumen nach oben, wie beim Okay-Zeichen. Balle gleichzeitig deine linke Hand zur Faust, aber schließe den Daumen in der Faust ein. Wechsle die Hände.
Auch diese Übung kannst du steigern, indem du beim Wechsel in die Hände klatschst.

ÜBUNG: KOPF UND BAUCH
Mit einer Hand klopfst du leicht auf eine Stelle an deinem Kopf, und mit der anderen Hand streichst du in einem großen Kreis über deinen Bauch. Wechsle nach etwa 30 Sekunden die Hände.

ÜBUNG: PEACE
Führe Daumen und Zeigefinger der linken Hand zusammen, und mache mit der anderen Hand das Peace-Zeichen, indem du Zeige- und Mittelfinger ausstreckst und den Daumen auf den Ring- und den kleinen Finger legst. Dann wechsle die Hände.
Ich fand diese Übung am schwersten von allen, aber irgendwann konnte ich auch sie gut und schnell. Du kannst sie intensivieren, indem du deinen Daumen mit dem Ringfinger zum Kreis schließt, beim nächsten Mal mit dem Mittel-, dann mit dem Ring- und zum Schluss mit dem kleinen Finger.

Russisch lernen, um die übersinnlichen Fähigkeiten im Gehirn zu aktivieren

Schon Rudolf Steiner empfahl, dass Kinder in den Waldorfschulen Russisch lernen, denn es fördert die emotionale Entwicklung. Durch seine Klangfülle spricht die russische Sprache Kinder unmittelbar an. Harte und weiche Konsonanten sowie offene Vokale geben dem Russischen einen wohlklingenden, melodischen Charakter und wirken sich ausgleichend auf das Seelenleben aus.

Die russische Sprache hat außerdem eine prägende Wirkung auf die Ausbildung des Gehörs. Das Lernen der russischen Grammatik schult das analytische Denken und schafft eine gute Voraussetzung für das Erlernen weiterer Sprachen. Nicht nur Kinder, sondern auch Erwachsene können mit einem russischen Sprachkurs die Gehirnaktivität deutlich verbessern. Und wenn du schon Russisch kannst, dann lerne eine andere Sprache. Jede Sprache enthält in sich etwas Besonderes und erstellt neue Verknüpfungen im Gehirn.

KOPFSTAND

Wie schon die alten Yogameister Indiens wussten, liegt die Quelle für Gesundheit, Schönheit und Glück in uns selbst. Trainiere Körper, Geist und Seele mit der jahrtausendealten Tradition der Yogis. Swami Sivananda war – wie auch andere Yogis – der Ansicht, dass der Kopfstand uns den denkbar größten körperlichen und geistigen Nutzen bringt.

Der Kopfstand ist eine geniale Methode, um das Gehirn schnell zu durchbluten und zu entsäuern. Mehrere Minuten Kopfstand pro Tag verbessern die Durchblutung des Kopfs und wirken sich positiv auf das Seh- und Hörvermögen aus. Der Kopfstand hilft dem Körper zu entschlacken und wirkt, wenn du mindestens zehn Minuten täglich übst, auch verjüngend auf den ganzen Körper.

Mit einem speziellen Yogastuhl (siehe Anhang) gelingt der Kopfstand fast jedem leicht und sicher. Bei mir zu Hause steht der Stuhl in unserem Wohnzimmer und wird von allen Familienmitgliedern täglich genutzt.

> **ÜBUNG: SICH ENTSPANNEN**
> Die Entspannung von Gesicht, Kopfhaut und vor allem der Stirn wirkt sich sehr positiv auf das Gehirn aus.
> Setze oder lege dich bequem hin, schließe die Augen, und lass deine Aufmerksamkeit zu deinem Gesicht fließen.
> Entspanne bewusst deine Stirn, deine Wangen, deinen

Kiefer, deinen Hals. Entspanne deine Kopfhaut. Spüre, wie sich die Entspannung ganz automatisch einstellt, wenn du deine Aufmerksamkeit auf den entsprechenden Teil deines Kopfs richtest.

Bleibe mit deiner Aufmerksamkeit einige Minuten bei deinem Kopf. Danach reibe deine Hände, um Energie zu erzeugen, und streichle und massiere dein ganzes Gesicht, deine Kopfhaut, deinen Nacken und deinen Hals. Du wirst dich anschließend frisch und entspannt fühlen. Und ganz nebenbei wirst du auch schöner aussehen.

Eine gesunde Wirbelsäule

IM HIMMEL UND IN DER ERDE VERANKERT

Unsere Wirbelsäule hält uns aufrecht, stützt den gesamten Oberkörper und ist gleichzeitig biegsam. Das alles ermöglicht ein ausgeklügeltes System aus Wirbeln, Bandscheiben, Bändern und Muskeln.

Das Rückenmark ist der Teil des zentralen Nervensystems, der innerhalb des Wirbelkanals verläuft. Er ist von den gleichen Häuten umgeben wie das Gehirn selbst. Die *Medulla oblongata*, das verlängerte Mark, ist der hinterste Gehirnteil; er gehört zum Hirnstamm und damit zum Zentralnervensystem. An der *Medulla oblongata* befindet sich das Schädelbasischakra. Auch zwischen den einzelnen Wirbeln befinden sich kleine Chakren, die die Energie durch die Wirbelsäule leiten. Alles in uns ist verbunden, das eine fließt in das andere. Durch die Wirbelsäule werden wir im Himmel und in der Erde verankert und in die Matrix des Universums eingewoben.

Die Gesundheit deiner Wirbelsäule hängt sehr davon ab, wie gut du geerdet bist und für dich selbst sorgen kannst. Wenn du im Leben auf beiden Beinen stehst, ist deine Haltung stark und unabhängig.

All deine Gedanken und Gefühle haben eine direkte Wirkung auf die Wirbelsäule und insgesamt auf den ganzen Körper. Beobachte deine Körperhaltung, wenn du traurige Gedanken hast, und beobachte sie, wenn du fröhliche Gedanken hast. Du wirst feststellen, dass durch die traurigen Gedanken auch dein Körper, deine Wirbelsäule zusammensacken. Durch fröhliche Gedanken aber richtest du dich auf. Jeder Gedanke und jedes Gefühl drücken sich in der Körperhaltung aus, und die Wirbelsäule ist maßgeblich an dieser Haltung beteiligt.

Gedanklich halten wir uns oft in der Vergangenheit auf. Energetisch gesehen, steht die Vergangenheit hinter uns. Wenn wir unsere Vergangenheit bedauern und die Dinge, die wir erlebt haben, innerlich ablehnen, schließen sich die Chakren nach hinten, auch die zwischen den einzelnen Wirbeln.

Frage dich, wo und wann du dich am tiefsten verletzt gefühlt hast. Was lehnst du innerlich ab? Womit hast du dich noch nicht ausgesöhnt? Auf wen spürst du noch Groll? Wo zwingen dich deine Gedanken, immer wieder zu verweilen? Welche Szenen aus deinem Leben tun dir immer noch weh, wenn du daran denkst?

Wenn wir ständig an einer Stelle herumtherapieren, vergrößern wir das Thema energetisch in uns. Wir wälzen es hin und her, statt es loszulassen. Wie tief unsere Verletzungen auch waren: Wir sollten uns endlich erlauben, loszulassen und weiterzugehen. Das macht uns stark und richtet uns auf, wir bekommen wieder ein kräftiges Rückgrat. In der neuen Zeit geht es darum, zu einem starken, unabhängigen Wesen zu werden und zu uns selbst zu stehen. Therapien, die sich auf die Vergangenheit konzentrieren, nehmen uns Kraft, denn die Vergangenheit sollte losgelassen werden.

MIT DER VERGANGENHEIT VERSÖHNEN

Unsere Vergangenheit lastet auf unseren Schultern wie Felsblöcke, die uns irgendwann in die Knie zwingen oder gar brechen. Auch deswegen zieht sich das Thema »Loslassen« durch das ganze Buch. Die Vergangenheit zu heilen ist in der Tat eine große Aufgabe für jeden von uns. Wir Menschen haften dermaßen an der Vergangenheit an, dass sich fast all unsere Gedanken und Taten darum drehen. Um endlich mit der Vergangenheit Frieden zu schließen, uns aufzurichten und unseren Weg weiterzugehen, empfehle ich die folgende Meditation.

Track 4   **MEDITATION: DIE VERGANGENHEIT ANNEHMEN**

Setze oder lege dich mit geradem Rücken hin. Nimm deinen Körper wahr, fühle deinen Atem, sei in dir. Lass deine Aufmerksamkeit nun zu deinem Herzraum fließen. Atme in deinen Herzraum, und erfülle dich mit Liebe und Dankbarkeit.

Stelle dir vor, du drehst dich energetisch zu deiner Vergangenheit um und überblickst dein ganzes Leben auf einmal, von diesem Augenblick bis zu deiner Zeugung. Sieh und fühle dein Leben ... All das, was du erlebt und gefühlt hast, bist du. Dein Leben hat dich geprägt und zu dem gemacht, was du jetzt bist. Wenn du nur ein kleines Stück deines Lebens ablehnst, so zerstörst du deine Ganzheit. Schau deine Vergangenheit mit Liebe an. Sei bereit, all das, was du bist, endlich anzunehmen, in deine Arme zu schließen und zu integrieren. Tu es jetzt, öffne dich für all das, was du erlebt und gefühlt hast, und sage: »Ja, meine Vergangenheit war richtig, so wie sie war. Meine Kindheit war in Ordnung, meine Schulzeit war genau so, wie sie sein sollte, und mein ganzes Leben ist gut so, wie es ist! So sei es! Danke!«

Nimm dies in Liebe an, und schließe es in deine Arme, atme es in dich hinein.

Willkommen im Leben!

VERDRÄNGEN UND LOSLASSEN

Zwischen Verdrängen und Loslassen gibt es einen großen Unterschied. Wenn du an deine Vergangenheit denkst, und es fühlt sich so an, als würdest du an einen Film denken, du also dabei neutral bleibst, dann hast du wirklich losgelassen. Du wirst feststellen, dass es dich gedanklich gar nicht mehr in diese Zeit zieht. Wenn aber die Gefühle nur verdrängt sind, verursacht die Erinnerung in dir Empfindungen und ganz bestimmt auch seelischen Schmerz. Dann ziehen dich die Gedanken an die Vergangenheit voll in ihren Bann, und du fängst wieder an, dich zu bedauern, und verharrst in Reue und einer Opferhaltung. Doch immer dann, wenn wir eine Opferhaltung annehmen, wird unser Rücken schwach.

Als ich mich selbst ermächtigte und meine Vergangenheit heilte, habe ich endlich auch meinen Rücken geheilt. Ich spüre einen großen Unterschied zu früher, ich bin präsenter, stärker und gesünder denn je. Ich nehme mich so an, wie ich bin. Ich vertraue auf meine Körperweisheit, und wenn ich irgendwelche Symptome bekomme, weiß ich, dass es an der Zeit ist, mich auszuruhen und zu mir zu kommen. Ich unterdrücke die Signale meines Körpers nicht, sondern nutze sie als Treibstoff, um mich noch tiefer kennenzulernen. Ich bin im Jetzt verankert und schöpfe die Kraft aus mir selbst.

GLAUBENSSÄTZE UND AUSSAGEN FÜR EINEN GESUNDEN RÜCKEN

Integriere die folgenden Glaubenssätze in dein Leben, und denke daran, sie öfter zu sprechen oder aufzuschreiben:

- Ich stehe in meinem Leben.
- Ich stehe zu mir.
- Ich stehe zu meiner Wahrheit.
- Ich stehe meine Frau. / Ich stehe meinen Mann.
- Ich bin aufrichtig.
- Ich bewahre meine Haltung.
- Ich bin standhaft.
- Ich bin in meiner Mitte.
- Ich halte mir den Rücken frei.
- Ich bin in mir.

DER KANAL DER LEBENSENERGIE

Der Kanal der Lebensenergie, auch Pranakanal genannt, verläuft durch die Wirbelsäule und verankert sich unten am Erdchakra und oben am Himmelschakra. Durch die zahlreichen Dramen in unserem Leben und das Festhalten an Verletzungen aus der Vergangenheit kann dieser Kanal blockiert sein. Auch durch schwarzmagische Praktiken und äußere Manipulationen schließt sich der Kanal, und die universelle Energie kann nicht mehr frei fließen. Dadurch entstehen zahlreiche Symptome, die unsere Wirbelsäule beeinträchtigen. Die Heilung geschieht durch innere Aufrichtung und die Verbindung mit Mutter Erde und mit dem ganzen Universum, durch Selbstermächtigung und Selbstannahme. Die Energie kann danach wieder frei fließen, und die Chakren reinigen sich und werden aktiv.

MEDITATION:
GEISTIGE AUFRICHTUNG DER WIRBELSÄULE

Für diese Meditation sitze oder stehe mit gerader Wirbelsäule. Du kannst sie mit offenen Augen durchführen, um besser in der Gegenwahrt verankert zu sein. Atme ganz tief in dich hinein, als ob du dich selbst in deinen Körper einatmest. Zentriere dich bewusst in deinem Herzraum. Lass die Liebe aus deinem Herzen strömen und deine Wirbelsäule erfüllen.

Die Liebe fließt nun wie eine goldene Lichtsubstanz zu deinem Erdchakra und erfüllt es mit ihrer hohen Schwingung, reinigt und aktiviert es. Nimm dein Erdchakra wahr, das sich etwa 50 bis 80 Zentimeter unter deinen Füßen befindet. Fühle, wie es mehr und mehr zu leuchten beginnt und sich direkt mit dem Herzen der Mutter Erde verbindet. Nimm wahr, wie die Energie der Erde in dich zu fließen beginnt, sich in deinem Wurzelchakra sammelt und durch deine Wirbelsäule nach oben aufsteigt. Dabei löst diese goldene Substanz alle Blockaden an deiner Wirbelsäule auf. Fühle, wie es geschieht. Zentimeter für Zentimeter befreit sich der Kanal der Lebensenergie in dir. Er beginnt von innen zu leuchten und zu vibrieren, bis die Energie ganz nach oben in dein Kronenchakra aufsteigt und sich von dort mit deinem Himmelschakra verbindet, das sich etwa 50 bis 80 Zentimeter über deinem Kopf befindet. Das Himmelschakra beginnt zu leuchten und sich auszudehnen, wie eine goldene Sonne über deinem Körper. Durch diese Sonnenkraft wirst du nun mit dem ganzen Universum verbunden. Fühle die Ganzheit in dir. Fühle, wie sich dadurch deine Wirbelsäule vollkommen aufrichtet und streckt. Nimm die zwei leuchtenden Chakren unter und über dir wahr, die deinen Wirbelsäulenkanal vollkommen mit Liebe, Licht und Heilung ausfüllen. Bleibe in diesem Gefühl so lange, wie es dir möglich ist.

Dann spüre deine Füße, atme in dein Herz, bewege dich, strecke dich, und gähne. Willkommen im Hier und Jetzt!

EIN STARKER RÜCKEN DURCH DIE AHNENKRAFT

Viele Themen, mit denen wir konfrontiert sind, stammen aus der Familie, seien es nun Familiengeschichten oder das physische Erbgut. Dazu zählen Krankheiten, Verhaltensmuster und immer wiederkehrende Situationen. Aber die Familie muss nicht nur eine Bürde sein. Es sind nicht allein Dramen, die wir von unseren Ahnen erben, es ist auch ihre Kraft, die uns zur Verfügung steht, vorausgesetzt, wir sind bereit, sie anzunehmen und zu nutzen. Um uns zu heilen, sollten wir daher tief an unseren Wurzeln ansetzen – die bei den Ahnen liegen. Es ist gleich, ob du deine leiblichen Eltern oder Großeltern persönlich kennst oder nicht, die unsichtbare Energie fließt durch dein Blut und vereint alle Familienangehörigen miteinander. Wenn wir uns unseren Ahnen zuwenden, können wir auf dem Weg zu unserer Gesundung immense Unterstützung bekommen. Die Ahnenarbeit habe ich bereits ausführlich in meinem Buch *Erneuere deine Zellen* beschrieben. Da das Thema eine wichtige Stütze für unser Leben und unseren Rücken ist, habe ich auch in dieses Buch eine Übung zur Aktivierung der Ahnenkraft aufgenommen. Du lernst dabei, die Kraft der Ahnen in Anspruch zu nehmen und sie für dein Leben zu nutzen. Dies ist ein sehr tief transformierender Prozess, den wir uns selbst schenken können.

ÜBUNG: KRAFT UND DIE GABEN DER AHNEN

Atme tief in dich hinein, so als ob du dich selbst in deinen Körper einatmest. Spüre, wie du mehr und mehr in dir versinkst und mit dir selbst verbunden wirst.
Visualisiere nun, wie du auf einer wunderschönen grünen Wiese stehst. Du fühlst dich hier wohl und geborgen. Dies ist ein heiliger Moment. Denn du bist hier, um deinen Ahnen zu begegnen.
Konzentriere dich auf dein Herz, lass deine Liebe fließen, und sprich: »Mögen meine Ur-Ur-Ur-Urgroßeltern zu mir kommen. Jetzt.« Atme tief ein, so als ob du deine Ahnen zu dir einatmen würdest. Und spüre in diesem Moment die Gegenwart deiner Ahnen bei dir. Das sind deine Ur-Ur-Ur-Urgroßeltern! Nimm ihre Energie war. Vielleicht kannst du sie sogar visuell wahrnehmen. Begrüße sie. Bedanke dich, dass sie da sind. Spüre, wie sie sich über deinen Ruf freuen. Sie sind gekommen, um dir ihre Kraft, ihre Liebe und ihre Macht zu überreichen, die dir für dein Leben zur Verfügung stehen. Damit du mit diesen Gaben lebst – und damit auch sie durch dein Leben lebendig sein können, damit

diese Kraft aus ihrem Leben weiterfließt und die Welt bereichert. Öffne dich dafür, nimm das Geschenk an! Du kannst es leben, du kannst es sein und kannst es auch weitergeben, an deine Kinder und deine Enkelkinder. Diese Kraft kann immer weiter in die Zukunft fließen und dich und deine Ahnen stärken und heilen. Und wenn du in diesem Leben keine Kinder hast, dann stärkst du dadurch die Kinder, die in anderen Leben und Parallelwelten nach dir gekommen sind und noch kommen werden.

Nimm es jetzt an. Atme es in dich ein. Erfülle deinen Körper mit dieser Kraft, Liebe und Macht. Fühle, wie es in dir ankommt. Nimm wahr, wie du von innen in deiner vollen Ganzheit erstrahlst. Spüre, wie deine Ahnen durch dich und mit dir zum Leben erwachen und sich an deine Seite stellen. Sie sind jetzt durch dich unsterblich geworden, kraftvoll, präsent und integriert.
Als Nächstes konzentriere dich auf deine Ur-Ur-Ugroßeltern. Sprich: »Mögen meine Ur-Ur-Urgroßeltern zu mir kommen. Jetzt.« Atme tief ein. Und spüre in diesem Moment die Anwesenheit deiner Ahnen bei dir. Das sind deine Ur-Ur-Urgroßeltern!
Begrüße sie, wie du es bei deinen Ur-Ur-Ur-Urgroßeltern getan hast, und nimm ihre Kraft ebenso an wie zuvor.

Danach verbindest du dich ebenso mit deinen Ur-Urgroßeltern und dann den Urgroßeltern, bis du zu deinen Großeltern kommst. Hier kann der Prozess noch intensiver werden, weil wir uns mit unseren Großeltern meist emotional stärker verbunden fühlen. Du kannst dich bewusst an deine Großmütter und dann an deine Großväter wenden. Auch sie geben dir ihre Kraft, ihre Liebe und ihre Macht, damit du sie annimmst und deinen Weg gehst.

Bei den Eltern angekommen, kann der Prozess noch mehr Gefühle auslösen. Wir sind mit unseren Eltern auch durch Schmerzen und Dramen verbunden. Aber auch unsere Eltern hatten ursprünglich die Absicht, ihren Kindern das Beste zu geben. So leiten nun auch deine Eltern ihre Kraft, ihre Liebe und ihre Macht an dich weiter und unterstützen dich auf deinem Weg zu dir selbst. Die Eltern strahlen die Kraft in ihre Zukunft aus, und ihre Zukunft ist wiederum deine Gegenwart. Von Generation zur Generation wird alles klarer, machtvoller und verbundener.

Du nimmst die Kraft, Liebe und Macht in dein ganzes System, in deinen Körper auf und erlebst nun, wie sich dies auf deine ganzheitliche Heilung auswirkt.

Dann kommst du zu dir selbst. Jetzt bist du an der Reihe, dir deine Kraft, deine Liebe und deine Macht zu überreichen. Du gibst dir all das, was bereits immer in dir war. Du nimmst es an und stellst es dir zum Leben zur Verfügung. Spüre, wie die Ahnen stark und präsent an deiner Seite stehen. Verwirklicht durch dich, lebendig und ganz! Bedanke dich dafür bei deinen Ahnen und bei dir.

Ob du diese Meditation ein Mal durchführst oder wiederholst, bleibt dir überlassen. Die Verbindung mit den Ahnen ist ein sehr transformierender Prozess, der uns ganz tief von innen aufrichtet. Leser und Seminarteilnehmer berichten immer wieder über wundersame Heilungen, die sie dadurch erfahren haben.

FUSSMASSAGE ALS UNTERSTÜTZUNG FÜR DEN RÜCKEN UND DIE ERDUNG

Massiere täglich deine Füße, zum Beispiel abends, bevor du zu Bett gehst. Nimm dafür gute, reine Speiseöle. Verwende niemals synthetische Öle oder Cremes, denn sie schließen deine medialen

Kanäle und verhindern die Erdung. Massiere besonders gut die Innenseiten deiner Füße, denn dieser Bereich steht für die Wirbelsäule.

BARFUSS DURCH DIE WELT

Es wäre schön und nützlich für unsere Erdung wie auch für die Stärkung unseres Rückens, wenn wir barfuß durch die Welt gehen könnten. Aber leider ist dies nur bedingt möglich. Barfuß gehen erdet, energetisiert, verbindet uns mit der Natur. Wenigstens im Sommer und auch zu Hause sollten wir es tun. Kneippwege stimulieren die Chakren und energetischen Punkte an unseren Fußsohlen und sorgen somit für eine bessere Durchblutung und Aufrichtung des ganzen Körpers.

Allergien und der Weg der Selbstannahme

INNERE ABLEHNUNG ALS URSACHE

Die Zahl der Allergien und Allergiker wächst von Jahr zu Jahr. Vom schulmedizinischen Standpunkt aus kann man eine Allergie nicht heilen, man kann sie nur unterdrücken und den Stoff, auf den man allergisch reagiert, am besten für immer meiden. Doch wenn wir den einen Stoff meiden, entstehen meist weitere Allergien auf andere Stoffe.

Eine Allergie ist ein Signal des Körpers, der uns mitteilen möchte, dass in unserem System ein Krieg ausgebrochen ist. Aus meiner Sicht ist eine Allergie ein Notruf der Seele, doch genau betrachtet, gilt dies für jede Krankheit. Es stellt sich jedoch die Frage, warum Allergien in unserer Gesellschaft so drastisch zunehmen.

Die Erde hat ihre Schwingung erhöht, was bedeutet, dass nun alles schneller voranschreitet, positive wie destruktive Ereignisse. Jede innere Ablehnung verwandelt sich mit erhöhter Geschwindigkeit in äußere Symptome. Allergiker befinden sich in einem inneren Kampf mit sich selbst. Bei geistiger Medizin gilt es dagegen, sich selbst anzunehmen und bedingungslos zu lieben.

Eine Ablehnung wird durch unsere eigene Entscheidung getroffen, ob bewusst oder unbewusst, und wirkt in der Folge auf uns wie ein Programm. Der Körper möchte uns auf die aus der Ablehnung erfolgende Abspaltung hinweisen und verknüpft dies mit einem Stoff, den wir zum Zeitpunkt der Ablehnung aufgenommen haben. Wenn du dich zum Beispiel in einer Haltung der Selbstablehnung befindest und gerade ein paar Erdbeeren verspeist, dann speichert dein Körper dieses Gefühl zusammen mit den Erdbeeren, und du entwickelst eine Allergie darauf. Immer, wenn du nun eine Erdbeere isst, erinnert dich dein Körper daran, dass du einen Konflikt in dir noch nicht behoben hast. Die Erdbeere für immer aus dem Speiseplan zu streichen löst den Konflikt nicht. Um zu heilen, sollte das, was vorher abgespalten wurde, wieder angenommen werden. Die Kunst dabei ist, diesen Konflikt in dir zu finden, denn meist verdrängen wir ihn und wollen ihn gar nicht anschauen. Durch bedingungslose Annahme und Liebe sich selbst gegenüber ist es jedoch möglich, die Ablehnung und somit auch den Grund für die Allergie zu heilen. Sage dir selbst: »Ich bin bereit, mich so anzunehmen, wie ich bin, und ich liebe mich!« Lass diese Worte in dir wirken, und spüre, wie ihre Botschaft sich in deinem Körper anfühlt. Sei geduldig mit dir und mit deinem Körper, nimm dir Zeit für diesen Prozess.

WEITERE URSACHEN FÜR ALLERGIEN

Allergien können auch durch Schocks entstehen. Durch einen Schock werden Gefühle abgespalten, die ebenfalls auf ihre Rückholung warten. Die abgespaltenen Gefühle werden von unserem Körpersystem mit etwas verknüpft, das mit dem Schock in einem meist zufälligen Zusammenhang stand. Dies können Lebensmittel, aber auch Gerüche, Pollen, Stoffe, Arzneimittel und vieles mehr sein, die dich später immer wieder an die Abspaltung erinnern. Auch eine Impfung kann einen Schock auslösen, denn sie ist ein Eingriff in den gesunden Körper.

Darüber hinaus gibt es Allergien, die wir aus anderen Inkarnationen mitgebracht haben. Wir brauchen sie, um unsere Seele heilen zu können. Sie signalisieren uns, dass ein Seelenanteil noch in einer anderen Inkarnation verharrt. Die folgende Übung hilft dir dabei, zurück in deine Ganzheit zu finden und zu heilen.

ABGESPALTENE SEELENANTEILE FINDEN UND INTEGRIEREN

Ob in diesem oder in einem früheren Leben: Wir sind in der Lage, alles, was zu uns gehört, selbst wiederzufinden, zu heilen und zu integrieren. In der neuen Zeit brauchen wir keine Schamanen, die für uns durch die Welten reisen und unsere verlorenen Seelenanteile suchen. Wir sind jetzt erwachsen und können uns selbst heilen. Es ist einfach, die eigenen abgespaltenen Anteile zu finden, weil wir mit ihnen verbunden sind. Wir müssen nur unsere Haltung uns selbst gegenüber verändern.

Wir sollten uns mit einem liebenden, bejahenden Gefühl an uns selbst wenden, unsere Arme öffnen und uns selbst darin einschließen. Wenn es dir gelingt, dich dir selbst zu öffnen und dich anzunehmen, dann kommen deine Seelenanteile von allein zu dir zurück. Wenn es dir aber nicht so leichtfällt, dann sende den folgenden Rückruf an deine Seelenanteile.

Sprich: »Mögen all meine Seelenanteile, die ich bewusst oder auch unbewusst abgespalten habe, wieder zu mir zurückkommen. Jetzt!« Dann öffne dein Herz, und empfange dich. Empfange auch die Erinnerungen, die dabei entstehen, sowie Gefühle aller Art, die in dir hochkommen. Es geht nicht darum, etwas zu bewerten, sondern darum, einfach alles anzunehmen und zu integrieren.

Wende diese Technik so lange an, bis du eine Verbesserung der Symptome spürst.

UMPROGRAMMIEREN

Wenn eine Allergie stark ist, können wir mit der Technik der Umprogrammierung arbeiten. Nur bitte setze deine Medikamente, falls du welche brauchst, ohne Begleitung des Arztes oder Heilpraktikers nicht gleich ab. Nimm dir Zeit, sicher zu heilen.

Das Umprogrammieren ist eine schnelle Symptombehandlung. Dabei liegt die Betonung auf dem Wort Symptom. Mit dieser Methode werden Symptome gemindert oder gar geheilt, aber wie du weißt, sitzt die Ursache tiefer, wodurch bald neue Symptome entstehen. Daher empfehle ich, die Umprogrammierung unbedingt zusammen mit der Lösung der Ursache anzuwenden, dich selbst anzunehmen und die Seelenanteile zu dir zurückzuholen, wie oben beschrieben.

ÜBUNG: UMPROGRAMMIERUNG
Zu Beginn bringe dich in einen Trancezustand. Um diesen zu erreichen, richte deinen Blick im Winkel von 45 Grad nach oben, fixiere einen Punkt, und zähle, ohne zu blinzeln, bis sieben. Dann schließe die Augen, und beginne mit der Umprogrammierung.
Ergänze und sprich dann den folgenden Satz dreimal laut: »Je mehr (...) ich esse (oder: einatme), desto gesünder und kraftvoller fühle ich mich.«
Danach sage laut folgenden Satz: »Ich werde jetzt bis drei zählen, bei drei öffne ich die Augen und bin hellwach, vollkommen gesund und glücklich.« Zähle nun bis drei, und öffne die Augen.
Führe die Umprogrammierung dreimal am Tag durch, mindestens 21 Tage lang. Auch wenn du schon bald eine Besserung spürst, bleibe trotzdem 21 Tage dabei, um die neue Programmierung in deinem Unterbewusstsein zu speichern.

ALLERGIE IST NICHT GLEICH ALLERGIE

Manchmal zeigt der Körper allergieähnliche Reaktionen, die mit den vorher beschriebenen Ursachen nichts zu tun haben. Solche Symptome wurzeln nicht in der Ablehnung, sondern sind eine Schutzreaktion des Körpers und der Seele. Sie erfolgt beim Kontakt mit oder der Aufnahme einer schädlichen oder gar zerstörenden Substanz bzw. Schwingung, wie zum Beispiel chemische Mittel, behandelte Lebensmittel, Milch, Glutamate, E-Stoffe, Farben, giftige Dämpfe. Diese Substanzen kann man nicht so leicht umprogrammieren und sollte es auch nicht tun. Besser ist es, sie zu meiden. Schließlich steht auch kein Blei auf unserem Speiseplan, warum müssen wir dann Chemie essen?

Wenn du eine allergieartige Reaktion auf einen Stoff zeigst und feststellen möchtest, ob es sich um eine echte Allergie, die durch eine ablehnende Haltung entstanden ist, oder um eine körperliche Reaktion auf einen schädlichen Stoff handelt, suche die Antwort in dir – und nicht im Außen. Wir verfügen über wunderbare Werkzeuge in uns – einen denkenden Geist, unser fühlendes Herz und die Verbindung zu unserem höheren Selbst. Du kannst in einem Channeling dein höheres Selbst fragen, ob das Mittel, auf welches du allergisch reagierst, in Liebe erschaffen ist und im Einklang mit dem Universum schwingt. Dann wirst du die Antwort erfahren und bist in der Lage, die Ursachen für deine Allergie anzugehen. Du kannst dich auch auf deine bedingungslose Liebe konzentrieren und empfängst die Botschaften deiner Seele aus der Urliebe. Die Antwort liegt bereits in dir.

Das Herz und die fünfte Herzkammer

DAS HERZ – ORGAN UND ENERGETISCHES ZENTRUM

Wenn wir unsere Hände auf die Herzgegend legen, können wir unser Herz wahrnehmen. Der Herzschlag ist ein sehr schönes, beruhigendes und etwas unregelmäßiges Geräusch, das wir mit Geborgenheit und Liebe assoziieren. Denn unser Herzschlag ist mit dem Herzschlag der Mutter Erde und mit dem des Universums verbunden.

Das Herz ist nicht nur ein Organ, sondern auch ein energetisches Zentrum, das mit unserem Handeln direkt verbunden ist. Das energetische Herz ist viel größer als das physische und befindet sich in der Mitte unserer Brust. Die Funktionen des physischen und energetischen Herzens sind ähnlich: nämlich die Liebe im Universum zu verbreiten und zu vermehren. Das physische Herz verbreitet die Liebe in seinem Universum auf körperliche Weise; es lässt das Blut durch die Adern und Kapillaren zu jedem Organ und jeder Zelle fließen. Das energetische Herz leitet die Liebe in unseren feinstofflichen Körper, in die Chakren, in die Aura und in alles, was aus uns entspringt: in unsere Taten, unsere Sprache und unsere Gedanken. Alles wird mit dieser Liebe erfüllt.

Wenn wir bereit sind, universelle Liebe jederzeit fließen zu lassen, entfaltet sich das Herzchakra nach vorn in unsere Zukunft wie auch nach hinten in unsere Vergangenheit und beeinflusst unser Leben positiv und harmonisch. Doch wenn in uns ein Mangel an Liebe herrscht, kann die Liebe sich nicht vermehren – im physischen wie auch im energetischen Sinn –, und es entstehen Blockaden, die physische Symptome verursachen können, die wir dann als Krankheiten bezeichnen.

Die verschiedenen Krankheiten des Herzens haben demzufolge nur eine Ursache: das Herausfallen aus der Liebe. Meist spielt eine Verletzung durch das andere Geschlecht eine Rolle, die in diesem oder auch in einem anderen Leben erfolgt ist. Dabei ist es nicht wichtig, wann und wie sie entstanden ist; vielmehr wichtig ist zu verstehen, dass du dabei die Entscheidung getroffen hast, dein Herz zu verschließen, um den entstandenen Schmerz nicht mehr zu spüren. Auch nicht aufgearbeitete Trauer und Sehnsucht nach einem geliebten Menschen, der nicht mehr in unserem Leben ist, kann das Herz sehr belasten.

So liegt der Weg zur Heilung auf der Hand: loslassen und sich damit versöhnen, um eine neue Entscheidung für das Leben und für die Liebe zu treffen. Dies aber fällt uns oft nicht leicht. Wenn dein Schmerz bereits zu groß ist und du in der Opferhaltung verharrst, dann braucht diese Arbeit Zeit und Geduld. Denn unser Ego hängt an allem Gewohnten fest, sogar dann, wenn es uns Schmerzen und Krankheiten bereitet. Es klingt absurd, dennoch ist es so. Wir halten an unseren Verletzungen fest und haben Angst, sie loszulassen, denn wir haben Angst vor Veränderungen. Aber so kann keine Heilung entstehen.

Wenn nur an den Symptomen herumgedoktert und operiert wird, bleibt die Ursache bestehen und wird dadurch in die höheren feinstofflichen Schichten gedrängt, von wo aus sie noch massiver zurückschlägt. Deswegen sollte jede ärztliche Behandlung immer zusammen mit Geistigem Heilen durchgeführt werden. Durch die Geistheilung transformieren wir nämlich die Ursachen.

URSACHEN FINDEN UND TRANSFORMIEREN

Um die Ursache für eine Erkrankung zu finden, wenden wir uns unserer inneren Welt zu. Wir vertrauen darauf, dass alles Wissen über unsere Gesundheit in uns liegt.

Begib dich dafür in einen entspannten Zustand. Bleibe dabei

in deinem Körper verankert. Du spürst, dass du in dir bist. Du lauschst dem Schlag deines Herzens.

Sprich nun folgenden Satz: »Mögen alle heilungsbedürftigen Situationen und Gefühle zu mir kommen und in mir präsent werden.« Nun lausche in dich hinein, und nimm wahr, welche Gefühle und Erinnerungen in dir auftauchen. Wenn mehrere Erinnerungen kommen, entscheide dich zunächst für eine. Konzentriere dich auf sie, auch wenn dies unangenehme Gefühle in dir erzeugt. Mache dir bewusst, dass diese Gefühle schon lange in dir schlummern und du sie immer wieder aufs Neue verdrängt hast. Sei bereit, all das, was war, jetzt und für immer anzunehmen, ohne dass du einen Teil davon ablehnst. Denn alles, was du erlebt hast, bist du. Alles, was du gefühlt hast, bist ebenfalls du. Öffne dich für dich selbst. Öffne dein Herz, und nimm deine vergangene Situation und die Verletzungen, die dadurch entstanden sind, in Liebe an. Umarme dich innerlich, und hole dein vergangenes Ich aus dieser Situation endlich heraus.

Es geht nicht darum, wer dich verletzt hat und wie das geschehen ist; es geht vielmehr darum, dass du nicht länger dazu bereit bist, in dieser Verletzung zu bleiben und energetisch dadurch gebunden zu sein. Denn die Bindung an die Situation spaltet deine Seele und entzieht dir wertvolle Lebensenergie. Erkenne, dass du für alles, was dir widerfahren ist, auf einer höheren Ebene, bereits vor deiner jetzigen Inkarnation, dein Einverständnis gegeben hast. So gesehen, bist du kein Opfer und warst es niemals. Du bist und warst stets nur Schöpfer. An Schmerzen festzuhalten, die Schuld in den Umständen zu suchen und dich selbst zu bedauern vergrößert dein Leid nur noch mehr. Es gibt keine Schuldigen, es gibt nur Entscheidungen, etwas zu bewerten und daran festzuhalten. Was dich weiterbringt, dich heilt und befreit, ist die Liebe. Schau die vergangene schmerzhafte Situation mit Liebe an. Sage dir: »Ich nehme es an, dieses Erlebnis gehört zu mir, und ich ziehe Weisheit und Kraft daraus. Jetzt!«

Wiederhole diese Heilsitzungen so lange, bis in dir keine heilungsbedürftigen Situationen mehr entstehen. Dies kann einige

Zeit in Anspruch nehmen, je nachdem, wie offen und bereit du bist. Ob Tage, Monate oder Jahre: Wichtig ist, dass du dich für dich selbst öffnest und in alle Teile deines Seins Liebe fließen lässt.

Lerne in der Zukunft, dich mit unangenehmen Situationen gleich zu versöhnen und dich so anzunehmen, so wie du bist, damit keine neuen Abspaltungen in dir entstehen, denn diese verursachen starke Veränderungen in deinem Herzschlag und bringen dein Herz aus dem Rhythmus der Liebe. Bist du wieder in der Liebe, so findet dein Herz zu einem gesunden Rhythmus zurück.

DIE FÜNFTE HERZKAMMER

Womöglich hast du den Begriff »fünfte Herzkammer« bereits gehört und ahnst, dass es sich dabei um eine wichtige energetische Stelle in unserem Körpersystem handelt. Die fünfte Herzkammer gibt es wirklich, und jeder Mensch kann die Erfahrung machen, dieser besonderen Instanz in sich zu begegnen. Die fünfte Herzkammer befindet sich hinter dem Brustbein und ist eine Urquelle unseres Seins.

Dr. Otoman Zar-Adusht Hanish gab 1920 seine Entdeckung bekannt, dass es neben den vier bekannten Herzkammern auch eine geheime fünfte gebe, in der das göttliche Atom sitzt. Er lichtete das Atom ab und vergrößerte es millionenfach. In der so entstandenen Abbildung war eine androgyne menschliche Gestalt zu erkennen. Bei weiteren Ablichtungen zeigte sich immer dieselbe Gestalt, egal, ob sie von einem Kind oder einem älteren Menschen stammte.

Schriften aus alten Kulturen liefern ebenfalls Hinweise auf die feinstoffliche fünfte Herzkammer. Hier befindet sich unser göttlicher Kern, der in seiner Vollkommenheit und Reinheit stets unverändert bleibt, ganz gleich, welche Entscheidungen wir in unserem Leben treffen. Daher bleibt das Herzchakra immer frei von Besetzungen.

Wenn wir uns auf unser Herz und auf die Urliebe konzentrieren, erzeugen wir die höchste Schwingung der Heilung, weil das elektromagnetische Feld des Herzens weitaus stärker als das elektromagnetische Feld des Gehirns ist. Durch Liebe sind wir in der Lage, uns überall zu finden, uns zu heilen und uns von allen Widrigkeiten zu befreien.

MEDITATION: REISE IN DEINE FÜNFTE HERZKAMMER — Track 3

Die folgende Meditation kannst du so oft wiederholen, wie es dir guttut. Sie befindet sich auch auf der beiliegenden CD, wenn du sie dir anhören und dich von mir begleiten lassen möchtest.

Setze dich mit gerade Wirbelsäule hin, und entspanne dich. Atme bewusst in dich hinein, so als ob du dich selbst in deinen Körper einatmest.

Du bist in dir, in deinem Körper, in dem heiligen Gefäß deiner ewigen göttlichen Seele. Und du spürst, wie etwa 50 bis 80 Zentimeter unter deinen Füßen ein goldener Stern leuchtet, nach allen Seiten strahlt und alles um dich herum erleuchtet. Das ist dein Erdchakra, das direkt mit dem Herzen der Mutter Erde verbunden ist. Durch dieses Chakra fließt die Liebe der Erde in dein Herz hinein. Spüre, wie diese Liebe dich vollkommen erfüllt, sodass dein Herz sich wie eine Blüte zu öffnen beginnt. Und du spürst, wie die Liebe und die Energie in deinen ganzen Körper und in deine Aura fließen und dich vollkommen erfüllen. All deine Chakren werden durch die Liebe gereinigt, zentriert und geheilt. Du spürst, wie dadurch auch dein Himmelschakra über deinem Kopf wie eine goldene Sonne leuchtet. Dein ganzes Sein erstrahlt in Licht und beginnt in Resonanz mit der bedingungslosen Liebe zu schwingen.

Du begibst dich nun mit deiner Aufmerksamkeit in deinen Herzraum und bist bereit, deine fünfte Herzkammer zu betreten. So stehst du womöglich vor einem goldenen Tor, welches sich nun öffnet, und du schreitest in den heiligen

Raum deiner ewigen göttlichen Seele. Hier in dieser Herzkammer wartet jemand auf dich. Du öffnest dein Herz und erkennst, dass dieser Jemand du selbst bist, du in deinem göttlichen, vollkommenen Zustand, in Liebe und Licht, in Reinheit und ewiger Jugend. Dies ist die höchste und reinste Schwingung deines Seins. Und diese Schwingung erfüllt nun deinen ganzen Körper und beginnt mit deinem Blut zu fließen. Sie erzeugt in dir tiefe Liebe, Freude und Dankbarkeit. Dein ganzes System beginnt zu heilen, denn der Schlag deines Herzens stellt sich auf den Urrhythmus der Liebe ein. Fühle, wie sie durch dich fließt und alles harmonisiert und in Ganzheit verwandelt.
Willkommen in deiner Wirklichkeit!
Bleibe so lange in der Liebe, wie es dir guttut. Integriere dieses Gefühl und die Schwingung deiner fünften Herzkammer in dein Leben, in deinen Alltag, in deine Beziehungen und in alles, was du tust.
Möge die Liebe immer in dir präsent sein. Danke.

ATEM UND KÖRPERBEWUSSTSEIN

Je bewusster und achtsamer du in deinem Alltag bist, desto heiler und höher sind deine Schwingungen. Besonders durch einen bewussten Atem und ein entwickeltes Körperbewusstsein wirkst du positiv auf deine Herzfrequenzen. Wenn du in deinem Körper präsent bist, dann bist du in der Lage, deine Schwingungen zu erhöhen und die Liebe in dir zu verstärken. Achte öfter auf deine Präsenz und deinen Atem, und gewöhne dir an, zwischen deinen Tätigkeiten im Alltag bewusste Atemzüge zu nehmen und deinen Körper zu fühlen.

KNOBLAUCH ALS HEILMITTEL DER NEUEN ZEIT

In vielen alten Geschichten wird Knoblauch als Abwehrmittel gegen Vampire erwähnt. Das ist nicht nur ein Märchen, denn der Knoblauch erhöht in der Tat unsere Schwingungen. Er wirkt blutreinigend, blutdruckstabilisierend, stärkt dein Herz und ist ein wirkungsvolles Mittel gegen Parasiten – auf physischer wie auf feinstofflicher Ebene – sowie Pilze und Bakterien. Wenn du keinen Knoblauch verträgst, ist dies ein Zeichen, dass deine Milzchakren blockiert sind und dein System durch nicht physische Wesenheiten belastet wird.

Als ich nach Deutschland kam, wunderte ich mich sehr über die Haltung der Menschen hier gegenüber dem Knoblauchgeruch. Weil er angeblich stinkt, wird Knoblauch als Nahrungsmittel vermieden. Dabei wird der Gestank von Zigaretten, Alkohol und Kaffee toleriert, obwohl Nikotin, Alkohol und Koffein die Gesundheit schädigen und Knoblauch sie unterstützt. Ist das nicht seltsam?

Vielleicht siehst auch du ab jetzt den Knoblauch in einem anderen Licht und verwendest ihn täglich beim Kochen. Wenn du keinen rohen Knoblauch magst, dann gib ihn zuerst in kleinen Mengen in Suppen und Gemüsegerichte. In gekochtem Zustand ist Knoblauch besser verträglich. Bei mir steht fast täglich Knoblauch auf dem Speiseplan, roh oder gekocht. Wenn dein Körper gesund ist, kannst du ihn gut vertragen und riechst auch nicht zu intensiv. Knoblauch in Verbindung mit Ingwer mildert den Geruch. Im Frühjahr gibt es frischen Bärlauch, der ähnlich wie Knoblauch riecht und schmeckt. Iss reichlich davon, Bärlauch ist eine Vitamin- und Entgiftungsbombe, die auch deine Schwingung erhöht.

KAROTTEN UND ROTE BETE FÜR DAS BLUT

Karotten und Rote Bete sind wunderbare Mittel für dein Blut. Trinke so oft wie möglich frisch gepressten Karottensaft und gib ab und zu auch Rote Bete dazu. Nimm nicht zu viel davon, denn die Rote Bete kann stark entgiftend auf deinen Darm wirken. Genieße sie daher mit Vorsicht. Wenn du Rote Bete gut verträgst, kannst du sie zweimal pro Woche dem Saft zugeben.

Ein gesunder Körper

HEILENDE BOTSCHAFTEN

Bei der Geistigen Heilung geht es darum, der Stimme des Körpers zu lauschen und sich selbst als schöpferisches Wesen zu betrachten, das in sich ganz und vollkommen ist. Jedes einzelne Körperteil kann dir dabei helfen, die Geschenke deines Lebens zu erkennen. Dein Körper gibt dir mit jeder Erkrankung einen Hinweis, um abgespaltene Anteile in dir anzunehmen und zu integrieren. In dem Moment, in dem du deine Krankheit annimmst und dich für dich selbst und für die Botschaft deines Körpers öffnest, beginnen deine Energiestrukturen sich zu verändern, und Heilung kann stattfinden.

Jede Drüse und jedes Organ trägt in sich bestimmte Themen, Emotionen und seelische Verknüpfungen. Sie zu leben oder nicht zu leben hat eine ganzheitliche Wirkung auf unseren Körper und unser Wesen. Im Folgenden habe ich die jeweiligen Themen und die dazugehörige heilende Botschaft aufgelistet. Wenn ein Teil deines Körpers Symptome zeigt und erkrankt ist, dann lies die entsprechenden Aussagen, und frage dich, welche für dich zutreffen. Wenn du die Worte liest und ganz ehrlich mit dir bist, dann weißt du, worum genau es sich bei dir dreht. Sobald du es weißt, erkenne es an. Sage dir:»Ja, es ist so, und ich nehme es an.« Dann atme tief ein, als ob du dieses Thema, diese Emotion in dich einatmest und in dir integrierst. Denn nur durch Annahme kann die Heilung geschehen. Anschließend lies die heilende Botschaft: Dies ist die positive Absicht deines Körpers.

BEISPIEL FÜR EINE HEILUNG

Suche ein Organ oder einen Körperteil aus, an dem du arbeiten möchtest. Als Beispiel dient uns das Thema Gelenke. Lies nun die Begriffe, die unter »Gelenke« aufgelistet sind: Äußere und innere Beweglichkeit; Starre, geistig eingerostet, in der Vergangenheit feststecken, sich aufgeben, Selbstabspaltung, gebrochene Persönlichkeit.

Fühle dich in diese Begriffe ein, und nimm wahr, wie es sich anfühlt, wenn du sie liest und dabei an deine Gelenke denkst. Welcher Begriff schwingt in dir in Resonanz, welcher Begriff trifft zu? Spüre es in dir. Womöglich sind es gleich mehrere Begriffe, die du als passend wahrnimmst.

Dann öffne dich für die Botschaften, und nimm sie einfach an. Sage dir: »Ja, es ist so, und ich nehme es an. Ich habe mich bis jetzt dafür entscheiden, diese Programmierung aus meinem Unterbewusstsein zu leben. Nun sehe und verstehe ich es. Ich erkenne es an.« Gehe in die Dankbarkeit, und empfange damit auch den Frieden in dir. Dann öffne dich für eine neue Haltung, die du nun in dich aufnimmst und in dein Unterbewusstsein programmierst. Dazu lies, am besten laut, die heilende Botschaft: » Ich richte mich auf und öffne mich dem Strom des Lebens. Ich spüre die Kraft in mir, ich lebe meine Kraft. Ich bewege mich frei und in Liebe.« Wiederhole die Worte mindestens dreimal. Dann atme die heilende Botschaft in dich hinein, spüre, wie sie in deinen Körper und in all deine Gelenke fließt und sich mit dir verbindet.

Wiederhole diese Botschaft wie ein Mantra täglich, mindestens drei- bis viermal am Tag. Immer wenn du die Worte sprichst, fühle ihre Wirkung, und nimm wahr, wie sie sich tief in dir verankern und deine Gelenke stärken, regenerieren und heilen.

KÖRPERTHEMEN

Gehirn

Bewusst oder unbewusst sein, Glaube oder Unglaube; verwirrt, Zweifel, Grübeln, Kopfzerbrechen, in sich gekehrt sein, negative wiederkehrende Gedankenmuster, launisch sein, Disharmonie durch Klänge und Bilder, betäubt, Ungleichgewicht.

Heilende Botschaft
Ich bin bewusst in mir und nehme mich wahr. Ich konzentriere mich auf positive Bilder, Gedanken und Klänge in mir und um mich herum.

Hypophyse

Wahrheit erkennen und leben, Selbstermächtigung, im Leben willkommen zu sein und durch das eigene Dasein die Göttlichkeit in die Welt leuchten lassen; mangelnde Verbindung zum höheren Selbst, unsichtbar sein (graue Maus).

Heilende Botschaft
Ich nehme meinen Platz in diesem Leben an und werde sichtbar für die Welt, ich bin hier richtig und willkommen. Ich bin verbunden in mir und mit meinem höheren Selbst, und ich kenne meine Wahrheit. Ich ermächtige mich selbst, mein Leben zu leben.

Zirbeldrüse

Geistheilung, Telepathie, die Fähigkeit, die feinstoffliche Welt wahrzunehmen und die Aura zu sehen; geistig eingeengt, einem falschen Weg folgen, Gehirnwäsche durch Medien, gesellschaftliche und familiäre Programmierungen.

Heilende Botschaft
Ich erkenne meinen Weg und folge meiner Intuition. Meine innere Führung ist klar, und ich folge dem Ruf meiner Seele.

Augen
Hellsehen, den eigenen Wert erkennen, den tiefsten inneren Wunsch erkennen und leben, sich selbst (nicht) sehen und (nicht) gesehen werden; verblendet, Ent-Täuschung, verkrampft, mangelnder Lebensenergiefluss, Angst, die Vergangenheit, Gegenwart oder Zukunft zu sehen.

Heilende Botschaft
Ich sehe mich, und ich erkenne mich an. Auch für die Welt bin ich sichtbar. Die Lebensenergie strömt durch mich, und ich sehe klar in fern und nah. Ich bin mit mir verbunden, ich erkenne meine tiefsten inneren Wünsche und integriere sie in mein Leben.

Ohren
Hellhören, hinhören, hören der eigenen inneren Stimme, Empfangen der Stimme der geistigen Welt, intuitives Handeln; etwas nicht hören können, nicht mit anhören wollen, Selbstschutz.

Heilende Botschaft
Ich höre hin. Ich empfange die Botschaften meiner inneren Stimme. Die geistige Welt kommuniziert mit mir, und ich empfange ihre Botschaften in Liebe und nutze sie für mein Leben. Ich vertraue meiner Intuition.

Nase
Hellriechen, Intuition, fokussierten Absichten folgen, sich selbst und die Welt riechen können, intuitive Selbstverlässlichkeit; etwas nicht riechen wollen/können.

Heilende Botschaft
Ich rieche, was für mich gut oder nicht gut ist, und nutze es für mein Wohl. Ich folge meiner Intuition und kann mich auf mich selbst verlassen. Ich fokussiere meine Absicht und gehe meinen Weg.

Zunge
Sich selbst schmecken, das eigene Leben schmecken, Wahrheit verkünden, bewusst verbessern, bewusst verändern, wahrsagen; lästern, negative Sprache, destruktive Klänge und Texte.
Heilende Botschaft
Ich verbessere bewusst meine Sprache und achte auf die Wörter, die über meine Zunge gehen. Ich spreche nur die Wahrheit. Mein Leben schmeckt mir, ich selbst bin für mich schmackhaft.

Schilddrüse
Zugang zu spirituellem und übersinnlichem Potenzial, sich selbst etwas wert sein, tiefe innere Wahrheit sprechen und zu leben; anschuldigen, verleugnen, aufgeben, Misstrauen, Unehrlichkeit, gedemütigt, verunreinigt.
Heilende Botschaft
Ich nehme mich an, so wie ich bin, und stelle mich an den ersten Platz in meinem Leben. Ich bin es wert, geliebt zu sein. Ich selbst gebe mir Liebe und Anerkennung. So bin ich in mir verbunden und verwurzelt, und so kann ich in meiner Seele fliegen und immer frei sein.

Thymusdrüse
Harmonie in sich selbst, die kosmische Ordnung sehen, intuitives Wissen, mit der Matrix des Universums verwoben sein; Feigheit, außer sich sein.
Heilende Botschaft
Ich bin mit der Matrix des Universums verwoben, und alles in mir ist in kosmischer Ordnung. Ich spüre mich in meiner Gegenwart, alles ist in Harmonie.

Brüste
Sich selbst mit eigener Liebe und Zuwendung nähren; chronische Spannung, Selbstwertkonflikt, sich wertlos fühlen, selbstlos, sich aufgeben.
Heilende Botschaft
Ich atme tief in mich hinein und entspanne mich in meinem Innersten. Meine Liebe fließt in mir, und ich nähre und versorge mich mit meiner liebevollen Zuwendung. Ich bin es wert, geliebt zu werden.

Lunge
Sich bewusst über die innere Kraft sein, innere Ausrichtung, Freude, Selbstfindung; Selbstverleugnung, Traurigkeit, Mangel an Kontakt zum eigenen inneren Wesen, zum Körpergefühl, zum höheren Selbst, Angst vor dem Leben.
Heilende Botschaft
Ich bin voller Freude und nehme mein Leben an. Ich spüre die Kraft in mir und bin verbunden mit meinem Körper und meinem höheren Selbst. Alles ist gut in meinem Leben. Ich atme das Leben in mich hinein.

Herz
Gleichgewicht zwischen Licht und Dunkelheit, vergeben, sich dem Unerwarteten öffnen, voller Hingabe, Mitgefühl, Selbstliebe, bedingungslose Liebe, nährend, segnend; sich nicht liebenswert fühlen, Ablehnung der Verantwortung.
Heilende Botschaft
Ich öffne mein Herz für mich selbst und für die Heilung und nehme wahr, wie die bedingungslose Liebe mich durchströmt und mein Herz heilt. Ich nähre mich mit meiner Liebe und segne mein Dasein. Ich spüre meine Mitte und bin im Gleichgewicht.

Leber
Annahme, Aufnahmefähigkeit, Kontakt zu inneren Führern, Lehrern und Engeln, Kontakt zu inneren Kindern, sich selbst treu bleiben, Sanftmut; Wut, Ärger, Hass, Widerstand gegen Veränderungen.
Heilende Botschaft
Ich nehme alles in mir an und wiege mich in meiner bedingungslosen Liebe und Annahme. Ich bin für mich da und bleibe mir immer treu. Ich bin sanftmütig, bin mit meiner inneren Führung verbunden und gehe meinen Weg.

Gallenblase
Persönliche Freiheit, kein Mensch gehört dem anderen, sich engagieren; passiv, eingeschränkt, verurteilend, Opferhaltung.
Heilende Botschaft
Ich bin frei in mir und in meiner Welt. Ich bin ein eigenständiger und unabhängiger Mensch. Ich bin machtvoll und erschaffe mein Leben im Einklang mit meinem inneren göttlichen Wesen.

Milz
Selbstwertgefühl, Zufriedenheit, Respekt, ich darf ich selbst sein, Mut, Talente erkennen, entfalten und einsetzen, ich bin wichtig, Mut zur Individualität; sich wertlos fühlen, resigniert.
Heilende Botschaft
Ich bin gut genug für diese Welt. Ich bin einzigartig, und genau das respektiere und liebe ich in mir. Ich bin ein wertvoller Mensch. Ich bin eine wertvolle Frau. Ich bin ein wertvoller Mann. Ich liebe alles, was ich bin, und entfalte mich im Einklang mit meiner göttlichen Seele.

Bauchspeicheldrüse
Zugehörigkeit, Ursprung, Süße des Lebens, Hobby, offen sein für das Leben, bedingungsloses »Ja« zum Leben; Abhängigkeit, abgetrennt sein.
Heilende Botschaft
Ich sage Ja zu mir und zum Leben und öffne mich dem Geschenk meines Seins. Ich bin ein Teil des Ganzen und genieße mich selbst. Ich bin frei für mein Leben.

Magen
Sicherheit in mir, Freude, Einzigartigkeit, Empfänglichkeit, Wandlungsfähigkeit; etwas nicht verdauen können, große Furcht, machtlos, Angst vor Neuem.
Heilende Botschaft
Ich vertraue dem Leben und der göttlichen Führung, alles ist gut in meiner Welt. Ich bin sicher und beschützt in mir. Ich entspanne mich und empfange mein wahres inneres Wesen in mir. Meine Verdauung ist wunderbar.

Dünndarm
Konzentration der Geisteskraft (Bauchgehirn), Führung aus der Intuition heraus; einsam, getrennt werden (durch innere oder äußere Impulse), sich selbst bekämpfen, Ablehnung.
Heilende Botschaft
Ich bin ein Teil dieser Welt, alles um mich ist beseelt und ein Teil von mir. So nehme ich mich und die Welt in Liebe an und lasse mich durch meine Intuition führen.

Dickdarm
Ziele verwirklichen, Energien bündeln, Bewegung, Urkraft in mir sein und leben; nicht loslassen können, Starre, in der Vergangenheit stecken, sich selbst zurückhalten.
Heilende Botschaft
Ich schaue meine Vergangenheit liebevoll an und danke mir selbst für all die Schätze, die ich erlebt und gesammelt habe.

Ich segne meine Vergangenheit und atme tief ein. Ich entscheide mich jetzt, weiterzugehen, um meine Ziele zu verwirklichen und zu leben, um endlich ich selbst zu sein und mich selbst zu leben.

Blase
Zuwendung, Kraft der Gefühle, Ursache und Wirkung erkennen, Durchsetzungsvermögen; gestaute Gefühle, sich selbst im Weg stehen, Selbstmitleid, Beziehungskonflikte.
Heilende Botschaft
Ich lasse meine Gefühle fließen und reinige damit meine Seele. Ich lasse es jetzt zu, all das zu erleben, was bis jetzt nicht erlebt werden konnte. Ich lasse all die Gefühle zu, die ich früher einmal abgetrennt habe. Ich bin frei. Alles fließt. Ich bin selbst ein Fluss, der aus Liebe und Licht besteht. Ich wende mich mir selbst zu und zeige mir den Weg meiner göttlichen ewigen Seele.

Geschlechtsorgane
Weiblich – männlich, sich selbst erlauben, das Leben zu genießen; Scham, Selbstbestrafung, Grenzüberschreitung, Missbrauch, Ablehnung meiner Kreativität/Schöpferkraft, glauben, nicht gut genug zu sein, unerfüllte Sexualität, Leben durch andere.
Heilende Botschaft
Ich lebe meine Lust und genieße mein Leben. Meine Schöpferkraft und Kreativität durchströmen mich. Mein Körper gehört mir. Mein Körper ist ein heiliges Gefäß meiner göttlichen ewigen Seele. Ich bin lebendig, frei und sicher, gut genug für diese Welt.

Beckenboden
Trost, Vertrauen, Urvertrauen, Anpassungsfähigkeit; ich darf mich nicht selbst ausdrücken, ich darf keinen Erfolg haben, Zukunftsängste, Existenzängste.
Heilende Botschaft
Ich bin verwurzelt in mir und spüre die Urkraft meines Seins. Ich drücke mich selbst aus und lebe meine Impulse. Ich bin erfolgreich durch Entfaltung meines inneren Wesens in mir und lebe mich in meiner Ganzheit.

Niere
Im Fluss sein, mit dem Fluss schwimmen, loslassen; Schuldgefühle, Versagen, Kritik, Enttäuschung, Verzweiflung, anhaften, die Welt der Illusionen, das Wünschen und das Ego, Widerstand, Selbstablehnung.
Heilende Botschaft
Ich begebe mich in den Fluss des Lebens und spüre die Strömung in mir. Das Alte und Gestaute kann nun fließen, ich lasse es in Liebe los. Der neue Lebensfluss kann jetzt zu mir strömen, ich nehme ihn auf, und er belebt mein Wesen mit Kraft, Licht und Liebe.

Wirbelsäule
Selbstachtung, Selbstzentrierung, Selbsterkenntnis, verknüpft sein, Vision für das eigene Leben, sich selbst leicht nehmen, Ahnenkraft; Selbstzerstörung, Besessenheit.
Heilende Botschaft
Ich stehe stark und fest in meinem Leben, meine Ahnenkraft ist in mir und unterstützt und leitet mich auf meinem Weg. Ich bin in mir zentriert, und ich gehe leicht und froh meinen Weg.

Gelenke
Äußere und innere Beweglichkeit; Starre, geistig eingerostet, in der Vergangenheit feststecken, sich aufgeben, Selbstabspaltung, gebrochene Persönlichkeit.

Heilende Botschaft
Ich richte mich auf und öffne mich dem Strom des Lebens. Ich spüre die Kraft in mir, ich lebe meine Kraft. Ich bewege mich frei und in Liebe.

Haut
Ich fühle mich wohl in meiner Haut, Kontakt, Halt der Lebensenergie, Zärtlichkeit, in sich selbst zu Hause sein; Grenzüberschreitung, Gefühllosigkeit.
Heilende Botschaft
Ich bin in mir zu Hause, und fühle mich wohl in mir. Ich konzentriere mich auf meinen Körper und erfülle ihn mit Lebensenergie. Zärtlich streichle ich meine Haut und empfange Liebe von mir selbst.

Blutkreislauf
Hoffnung, zeitlos und überall gegenwärtig, Ausgleich vergangener Ungeschicklichkeiten, in sich selbst sein, das volle Potenzial leben; es nicht wert sein zu leben, Hilflosigkeit.
Heilende Botschaft
Meine Vergangenheit ist heil und lichtvoll, so wie alles in mir. Ich vertraue auf die Zukunft. Ich bin in mir und lebe meine Gegenwart. So bin ich frei und glücklich. Ich nehme mein Schicksal selbst in die Hände.

Hände
Das Beste geben, sich selbst Raum geben, Gleichgewicht zwischen Nehmen und Geben, empfangen; Selbstverleugnung, Abspaltung, Verrat, sich nicht von etwas trennen können.
Heilende Botschaft
Ich gebe mir selbst die Hände, und ich empfange mich in meiner Welt. Alles ist im Fluss, alles kommt und geht, und ich bleibe fest an meiner Seite und halte mich jederzeit fest.

Füße
Verbunden sein, überleben, Verwurzelung, Ursprung der Lebensenergie; Angst, auf eigenen Füßen zu stehen.

Heilende Botschaft
Ich bin zu 100 Prozent in meinem Leben angekommen und stehe fest auf beiden Beinen. Ich spüre meine innere Wurzel und die Unterstützung von Mutter Erde. Meine Lebensenergie ist in mir.

Lymphe
Entspannt sein, sich auf die göttliche Führung einlassen, das Gute erwarten, Heilung empfangen, in der eigenen Energie sein, heiliger Raum in mir; Energiestau, sich in die Ecke gedrängt fühlen.

Heilende Botschaft
Ich entspanne mich und lasse mich auf die göttliche Führung ein. Alles ist gut, die Heilung strömt zu mir. Ich bin in mir und spüre, wie meine Energie fließt. Ich bin in meinem heiligen Raum des Lebens sicher und geliebt.

Haare
Geistige Antennen, dem Leben vertrauen, in sich selbst verwurzelt sein, Erdung, Verbundenheit mit der Welt; Spannung.

Heilende Botschaft
Ich bin in mir verwurzelt, meine Heimat ist in mir. Ich bin geerdet und verbunden mit der Erde. Ich verbinde mich mit der Welt und bin eingewoben in das universelle galaktische Muster.

Nebenniere
Verwurzelt sein, für sich selbst sorgen, aus dem Impuls und aus dem Lust leben und handeln, Bewegung und Lebendigkeit.

Heilende Botschaft
Verbunden und verwurzelt in mir, tanze ich meine Lust und meine Impulse. Ich bin immer für mich da und versorge mich mit allem, was ich benötige.

Nägel
Stabilität und Festigkeit, Manifestation des Materiellen, Kreativität leben, Zukunftsprogressionen; Brüchigkeit.

Heilende Botschaft
Ich bin gefestigt in mir, meine Schöpferkraft ist in mir. Ich erschaffe materielle Dinge für mein Wohl und für das Wohl des Ganzen. Ich erwarte und erschaffe eine heile Zukunft.

Die Zähne und damit verbundene Themen

IN UNS UND IN DER WELT VERWURZELT

Die Zähne stehen für die Verwurzelung in uns selbst und in der Welt. Sie symbolisieren die Verbindung zur Ahnenkraft und zu Mutter Erde.

Die rechte Seite des Kiefers steht für die männlichen und die linke Seite für die weiblichen Aspekte in uns. Der Oberkiefer weist auf den festen, unbeweglichen Teil unseres Selbst hin und der Unterkiefer auf den beweglichen, wandlungsfähigen Teil. Jeder Zahn trägt eine besondere Bedeutung und sollte deshalb einzeln betrachtet werden. Bei der Geistigen Heilung der Zähne ist es ebenfalls wichtig, zu erkennen, wo die Ursache der Erkrankung liegt. Anhand der folgenden Tabelle kannst du die Entstehung des Symptoms an jedem Zahn entschlüsseln. Das Thema Zähne habe ich ausführlich in meinem Buch *Du bist die Quelle des Lebens* behandelt. Die Zahntabelle habe ich nun weiter verfeinert und heilende Botschaften zu jedem Zahn eingeführt. Lies die zugehörigen Begriffe, und spüre hin, welcher dich am meisten anspricht. Dann meditiere darüber, fühle in dich hinein und nimm alles an, was dir zu dem Thema in den Sinn kommt. Fühle, welche Botschaft dir dein Körper damit zu verstehen geben will.

Viel zu schnell werden uns Zähne gezogen, aber mit jedem verlorenen Zahn verlieren wir auch einen Seelenanteil. Wenn wir unsere Ganzheit wiedererlangen möchten, sollten wir auch unsere Zähne – ähnlich wie abgespaltene Seelenanteile – energetisch zu uns zurückholen.

TIPPS

Behandle deine Zähne auf natürliche Weise. Verwende zum Zähneputzen nur reine Naturmittel, die du auch essen könntest. Spüle deine Zähne nach dem Essen mit Salzwasser, und verwende dazu kein Kochsalz, nur Stein- oder Himalaja-Salz. Mit diesem Salz kannst du dir auch die Zähne putzen. Ebenso zum Spülen und Putzen geeignet ist Natron. Spüle deinen Mund besonders dann mit Natronwasser, wenn du viel Obst gegessen hast, denn es neutralisiert die Säure in deinem Mund. Auch Xylit (Birkenzucker) unterstützt Zähne und Zahnfleisch positiv. Du kannst dir damit den Mund spülen und es statt Zucker in deinen Speiseplan einführen. Im Sommer kannst du nach dem Zähneputzen dein Zahnfleisch mit einem frischen Salbeiblatt einreiben. Bei blutendem Zahnfleisch streiche am Abend nach den Zähneputzen Kurkumapulver auf dein Zahnfleisch. Dieses Gewürz wirkt stark desinfizierend. Bei Karies und Parodontose denke auch an deine Ernährung und an deinen Darm. Oft sind eine mangelhafte Ernährung und ein verstopfter Darm die Ursache für schlechte Zähne. Iss mehr frisches Obst und Gemüse, trinke täglich frische Säfte, besonders Karottensaft. Chlorophyll ist eine Quelle der Gesundheit, die auch deinen Zähnen guttut. Iss besonders im Frühjahr viel Grünes, wie Bärlauch, Löwenzahn, Brennnessel und Giersch. Kaue öfters Minze oder Rosmarin. Wende dich mit Liebe deinen Zähnen zu.

FREMDE MATERIALIEN IN DEINEM MUND

Ich kenne nur wenige Menschen, die noch alle und vor allem ganze Zähne im Mund haben. Die zahlreichen Plomben, Brücken und Implantate, die wir im Mund tragen, wirken sich jedoch nicht unbedingt harmonisch auf unser Gesamtbefinden aus. Denn ganz gleich, um welche Materialien es sich handelt, sie strahlen doch immer eine fremde Energie aus, die nicht mit uns im Einklang schwingt. Oft sind diese Materialien sogar schädlich und vergiften langsam unseren Körper, wie zum Beispiel Amalgam. Fremde Schwingungen wirken wie eine Besetzung und können ungünstige Energien anziehen. Manche Materialien im Mund wirken sogar wie Antennen, die negative Frequenzen empfangen.

Ideal wäre es, wenn wir unsere eigenen Zähne erhalten könnten. Aber was machen wir nun mit all dem Zahnersatz in unserem Mund? Anhand meiner eigenen Experimente empfehle ich, die Schwingung der Materialien im Mund energetisch auszugleichen und zu erhöhen. Wenn wir die fremden Materialien auf die Urliebe einschwingen, passen sie sich unserer Schwingung an. Dennoch sehe ich dies als eine Übergangslösung, weil ich davon überzeugt bin, dass wir die Kraft in uns haben, Organe und Zähne neu entstehen zu lassen. Was uns dazu noch fehlt, sind vollkommene Erdung, Liebe und Verbundenheit mit dem Körper. Aber wir sind auf dem Weg dorthin.

ÜBUNG: SCHWINGUNGEN AUSGLEICHEN

Setze dich bequem hin. Spüre deinen Körper, atme ganz tief in dich hinein, als ob du dich selbst in dich einatmest.

Lasse nun deine Aufmerksamkeit in deinen Herzraum fließen. Spüre die Liebe, die hier schwingt. Dann atme in dich die Urliebe hinein, die höchste Schwingung des Universums. Spüre, wie diese Liebe dich vollkommen erfüllt.

Schicke diese Urliebe in deinen Mundraum. Pinsle jeden Zahn damit ein. Fühle, wie alle Materialien in deinem Mund mit dieser Urliebe verschmelzen. Sende auch an all die fremden Materialien in deinem Mund deinen Dank, deine Wertschätzung und die bedingungslose Liebe.

Nimm wahr, wie jetzt alles zu einer Einheit verschmilzt. Alles ist in Harmonie und im Einklang! Danke.

TOTE ZÄHNE WIEDERBELEBEN

Tote Zähne im Mund können wie ein Krankheitsherd auf unseren Körper wirken. Ein Implantat stellt für manche eine Alternative dar. Meiner Erfahrung nach ist es besser, einen toten eigenen Zahn im Mund zu behalten, als ein Implantat einzusetzen. Ganz ähnlich, wie wir gerade mit fremden Materialien verfahren sind, können wir tote Zähne wiederbeleben. Dazu empfehle ich dir eine Zahnrückholung, wie in *Du bist die Quelle des Lebens* beschrieben.

Je besser deine Erdung, deine Verankerung und deine Zentrierung im Körper sind, desto gesünder sind deine Zähne. Wenn dir Zähne fehlen, dann hole dir ihre Essenzen, ihre Schwingung zurück, indem du mit der Zahntabelle so arbeitest, wie im vorigen Kapitel beschrieben (siehe Seite 182).

DIE ZAHNTABELLE

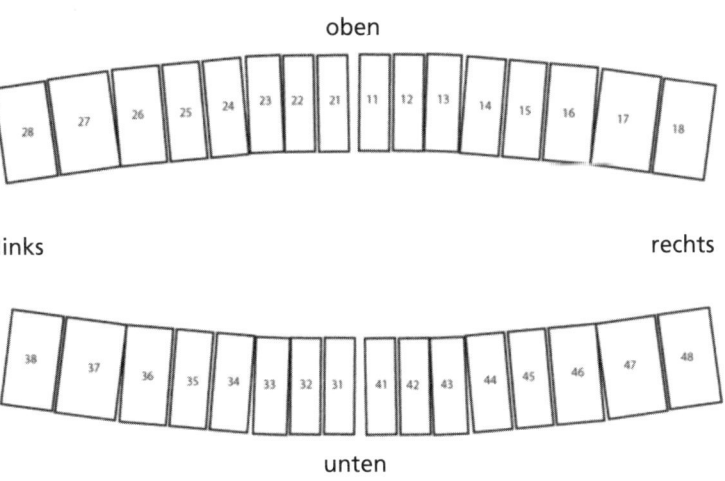

RECHTE SEITE OBEN

11
Grübeln, negative Gedanken, falsches Essen, falsche Zahnpasta, Wahrheit.
Heilende Botschaft
Ich stehe für meine Wahrheit. Ich konzentriere mich auf die positiven Gedanken. Ich spüre intuitiv, was meinen Körper nährt und mit Energie erfüllt.

12
Intuition, Stille, Verantwortung übernehmen; Disharmonie durch Klänge, Ungleichgewicht männlich/weiblich.
Heilende Botschaft
Meine männliche und meine weibliche Seite sind in mir ausgeglichen. Ich übernehme die Verantwortung für mein Leben und folge meiner Intuition. Ich richte Aufmerksamkeit auf die innere Stille in mir.

13
Bedingungsloses Ja zum Leben, intuitives Wissen, positive Absicht; außer sich sein, gesellschaftliche Abhängigkeit (Schule, Versicherung, Bürokratie ...).
Heilende Botschaft
Alles in meinem Leben hat einen Sinn und trägt ein Geschenk in sich. Ich nehme alles an, was ich bekomme und was mir begegnet. Ich sage bedingungslos »Ja« zu meinem Leben, und ich bin frei in mir.

14
Unabhängige Beziehung zu Zeit, Ort, Menschen, verbunden, aber nicht gebunden, Ausgleich, in sich selbst sein; außer sich sein, ich bin nicht wert, ganz zu sein.
Heilende Botschaft
Ich bin in mir und nehme mich ganzheitlich wahr. Ich bin

selbstgenügsam und nähre mich durch die Kraft meines inneren Wesens. Ich bin verbunden mit der Welt und frei für mich selbst.

15
Urvertrauen; sich nicht abgrenzen können, ich bin nicht gut genug.
Heilende Botschaft
So wie ich bin, bin ich richtig und gut. Ich zentriere mich in meiner Mitte und bleibe in mir fest verankert. Ich vertraue meinem Leben.

16
Sicherheit in mir, die Fähigkeit sich zu wandeln, die Sache in die Hand nehmen, Begeisterung; Unsicherheit, Antriebslosigkeit.
Heilende Botschaft
Mit meiner Begeisterung habe ich die Fähigkeit, mich zu wandeln, mich zu transformieren und mich neu zu formen. Ich bin sicher in mir.

17
Innere Führung; einsam, abgespalten.
Heilende Botschaft
Ich höre nach innen und erkenne die Stimme meines Ichs. Ich vertraue meiner Intuition und meiner inneren Führung, ich bin vereint in mir.

18
Weisheit, Schöpferkraft, die Lebenskraft durch Körper und Seele fließen lassen; blockiert.
Heilende Botschaft
Die Lebenskraft fließt durch meinen Körper und meine Seele. Ich bin verbunden mit meiner inneren Weisheit und erschaffe mein Leben.

LINKE SEITE OBEN

21
Wissen, ich bin Gott in mir, sich befreien.
Heilende Botschaft
Ich weiß, dass ich selbst die Quelle meines Lebens bin. Es gibt kein Außen, nur meine innere Welt, die sich in allen möglichen Facetten und Farben spiegelt, damit ich mich selbst erkenne. Ich selbst bin Gott in mir, denn Gott und ich sind eine Einheit. Nichts ist getrennt, alles ist eine Schöpfung.

22
Selbstausdruck, Berührung; mangelnde Verbindung zur Quelle.
Heilende Botschaft
Ich bin die sprudelnde Quelle der göttlichen Lebensenergie und Kraft in mir.

23
Weitergeben, Hoffnung.
Heilende Botschaft
Alles, was ich bin, fließt weiter in die Welt. Meine Energie erfüllt die Welt so, wie die Welt mich selbst erfüllt. Ich weiß, dass alles göttlich ist, und so feiere ich das Leben, das ich bin.

24
Im Gleichgewicht, zentriert, bewahren, Vollendung.
Heilende Botschaft
In meiner Mitte fest verankert, lebe ich mein Leben. Ich bewahre mich in mir durch meine Mitte und durch fokussierte Zentrierung. Ich vollende meine Suche nach allen Dingen, indem ich meinen Kern in mir finde.

25
Erfolg, im Fluss sein; Opfer.
Heilende Botschaft
Ich bin niemals ein Opfer gewesen, stets ein Schöpfer, alles ist und war meine Wahl und kommt aus mir. Deswegen nehme ich mich und alles um mich bedingungslos an und schwimme im Fluss des Lebens zu meinem Erfolg und meinem Glück.

26
Bewegung in der Gegenwart, leben, Sieg, Stärke.
Heilende Botschaft
Wenn ich in meiner Gegenwart bin und lebe, bin ich in meiner vollen Kraft in mir. Ich bin eine Siegerin, ein Sieger.

27
Ziele verwirklichen, Urkraft in mir, Energien bündeln und ausrichten.
Heilende Botschaft
Ich bündle und fokussiere meine Energie und meine Kraft und gehe beharrlich meinen Zielen entgegen. Ich selbst erschaffe meine Welt.

28
Sich selbst erlauben, das Leben zu genießen, Vertrauen in die Zukunft.
Heilende Botschaft
Ich erlaube mir, mein Leben in vollen Zügen zu leben und zu genießen. Die Zukunft winkt mir in freudigen Farben, in Liebe und Licht.

LINKE SEITE UNTEN

31
Veränderung, Energiepotenzial, Kontrolle.
Heilende Botschaft
Ich nutze mein Energiepotenzial für mein Wohl und transformiere mich im Feuer meiner Kraft. Ich löse die Kontrolle auf und vertraue darauf, dass alles gut ist.

32
Wendigkeit, Lebensqualität, sich selbst voll und ganz vertrauen.
Heilende Botschaft
Ich vertraue mir voll und ganz. Ich bin für mich da und lebe mein Leben in einer positiven, aufbauenden Weise.

33
Beschützt sein, Atem der Erde, Pulsschlag der Erde, Verbindung zur Erde.
Heilende Botschaft
Ich bin verbunden mit Mutter Erde und empfange ihren Pulsschlag. Mein Atem ist mit ihrem Atem im Einklang. Ich bin beschützt im Schoß von Mutter Erde.

34
Mutig, Freude, Umwandlung, durch Bewusstsein transformieren, unbekannte Dimension.
Heilende Botschaft
Mein Herz ist voller Zuversicht und Mut. Ich wage es, mich Unbekanntem zu stellen und mich voller Freude und Schöpferkraft umzuwandeln und zu transformieren.

35
Glaube, Wissen, der Schöpfer des eigenen Universums zu sein.
Heilende Botschaft
Ich weiß, dass ich der Schöpfer meines Universums bin. Ich erschaffe mein Leben in mir.

36
Aufmerksamkeit, fokussierte Konzentration.
Heilende Botschaft
Ich bin hell und wach in mir. Ich achte auf meine Gedanken, Gefühle und Handlungen.

37
Kosmische Verbindung, Tanz des Lebens.
Heilende Botschaft
Ich tanze mein irdisches Leben in Verbundenheit mit dem Kosmos.

38
Flexibilität, sich dem Fluss des Lebens anvertrauen; starre Muster und Idealvorstellungen.
Heilende Botschaft
Ich vertraue mich dem Fluss des Lebens an. Alles ist gut so, wie es ist.

RECHTE SEITE UNTEN

41

Freiheit, Liebe, Auflösung bestehender Strukturen.

Heilende Botschaft

Ich sprenge alle starren Strukturen in mir und um mich und befreie mich aus den Fesseln der kollektiven Muster, die mich daran hindern, mein volles Potenzial zu leben. Ich lebe in Freiheit und Liebe.

42

Ganzheit, Baumeister/-in, Halt schaffen, im Einklang mit dem inneren Wesen, Klarheit.

Heilende Botschaft

Im Einklang mit meinem inneren Wesen, erkenne ich klar meinen Lebensweg. Ich bin der Baumeister meiner Welt, und ich erschaffe mir Halt und Ganzheit.

43

Die Antwort im Inneren, innere Kreativität, Visionen, Neugestaltung.

Heilende Botschaft

Ich gestalte mein Sein durch Visionen und durch innere Führung in mir.

44

Sich durchsetzen, den Wunsch manifestieren, Ordnung; sich selbst im Weg stehen.

Heilende Botschaft

Ich sprenge alle in Vergangenheit von mir errichteten Barrieren und gehe frei meinen Lebensweg. Ich erschaffe alles, was ich zum Leben benötige. Die kosmische Ordnung ist in mir.

45
Sich selbst treu bleiben, Kommunikation, mit der inneren Weisung verbunden.
Heilende Botschaft
Ich stehe zu mir, jederzeit und überall, bedingungslos und liebevoll. Ich kommuniziere mit meinem inneren Wesen und werde allzeit geführt.

46
Verbindung zum eigenen inneren Wesen, neue Kräfte sammeln, Selbstvertrauen.
Heilende Botschaft
Ich verbinde mich mit meinem eigenen inneren Wesen und sammle neue Kraft in mir, die mich trägt und nährt, auf dem Weg nach Hause zu mir selbst.

47
Zu sich selbst kommen, Licht, göttliche Liebe; machtlos, Verletzungen.
Heilende Botschaft
Das göttliche heilende Licht der Liebe ist in mir, ich komme in mir an und ermächtige mich, mein Leben zu leben.

48
Vertrauen auf das Leben, Glaube.
Heilende Botschaft
Das Leben trägt mich, ich weiß, dass ich stets versorgt bin.

Teil V:
Universelle Prinzipien

Annahme und Liebe

ALLES IST BEREITS VOLLKOMMEN

Die universellen Prinzipien der Geistigen Heilung basieren auf der Erkenntnis, dass wir ewige göttliche Wesen sind. Alles, was wir sind, was wir waren und was wir je sein werden, ist bereits vollkommen. Heilung geschieht durch die Annahme, durch die Liebe und das Vertrauen, dass alles gut und richtig ist, so wie es ist. Wenn wir aufhören zu kämpfen und unsere wahren Schwingungen leben, ohne uns zu verfälschen und uns zu verbiegen, erfahren wir die Ganzheit in uns.

Du selbst hast dein Sein ausgewählt. Nimm dich und andere so an, beginne dich und andere zu lieben. Es gibt immer Gründe, warum etwas so ist, wie es ist. Indem wir dagegen ankämpfen, ändern wir nichts; wenn wir es annehmen und in die Liebe gehen, verändert sich alles.

BEHINDERTE KINDER

Das Thema Behinderung wird in unserer Gesellschaft oft verdrängt. Die meisten Menschen möchten damit nichts zu tun haben. Ich selbst hatte das Glück, mit behinderten Kindern arbeiten zu dürfen. Für mich sind sie verkörperte Engel. Ihre Lebensaufgabe ist, einfach da zu sein und ihr göttliches Licht auf die Erde auszustrahlen. Sie inkarnieren hier, um unsere Energien durch ihre Anwesenheit zu klären und unsere Herzen für die wahre Schönheit und für die bedingungslose Liebe zu öffnen.

Kinder mit Down-Syndrom sind aus meiner Sicht reine verkörperte Lichtwesen. Ihr Herz ist offen und strahlt die hohen Frequenzen bedingungsloser Liebe aus. Sie haben oft Probleme mit ihrem physischen Herzen, weil sie den Schmerz der Erde in sich aufnehmen und im Herzen transformieren. Leider wird an diesen Kindern so viel herum gedoktert, dass ihr Licht schwächer wird oder ganz erlischt. Sie haben keine hohe Lebenserwartung; sie sind gekommen, um die Energien um uns zu heilen und dann wieder zu gehen. Wenn man ihnen nur erlauben würde, so zu sein, wie sie sind, und sie so annehmen würde, dann wäre das mit das Schönste, was wir für sie und für uns selbst tun könnten. Während ich mit behinderten Kindern im Kindergartenalter und in der ersten Schulklasse arbeitete, konnte ich beobachten, wie hell und stark ihre Aura noch war. Je kleiner solch ein Kind war, desto größer strahlte das Licht in ihm. Alle Kinder in der Einrichtung bekamen starke Medikamente, darunter auch Ritalin. Ich beobachtete, wie dies ihr Wesen und ihre höheren Schwingungen hemmte. Die älteren Kinder waren durch die Therapiemaßnahmen und die gesellschaftliche Ablehnung seelisch und energetisch stark geschädigt.

All dies gilt für Kinder, die von Geburt an behindert sind. Es waren noch andere Kinder bei uns, die durch Impfschäden, Unfälle oder Erkrankungen behindert wurden. Ihr inneres Licht war anders beschaffen. Von Geburt an behinderte Kinder tragen in sich die Mission, die Welt zu verschönern und zu verbessern. Kinder, die durch äußere Einwirkung behindert wurden, sind einem Eingriff in ihr göttliches Wesen ausgesetzt. Da können und sollten wir versuchen, sie durch Geistige Heilung daraus zu befreien.

Bewusstes Leben und Sterben als persönlicher Aufstieg

WIR SIND EWIGE WESEN

Warum bist du hier, in dieser Welt, in deinem Leben, in deinem Körper, an diesem Platz, in deinem täglichen Sein? Welche Lebensaufgaben, welche Taten und Wege sind dir zugeschrieben und warten auf dich? Wozu lebst du? Was ist deine Absicht, dein Ziel in dieser Verkörperung?

Wenn ich diese Fragen in meinen Seminaren stelle, werden die meisten Teilnehmer nachdenklich, als ob sie sich dergleichen noch nie im Leben gefragt hätten. Und was ist mit dir? Hast du dir diese Fragen schon einmal gestellt? Ob ja oder nein, versuche sie jetzt, bevor du weiterliest, zu beantworten. Sei ehrlich zu dir. Frage dich: »Was bezwecke ich mit diesem Leben?«

Womöglich geht es dir wie mir. Bereits als Kind habe ich die Sinnlosigkeit vieler täglicher Dinge bemerkt, habe die Erwachsenen dabei beobachtet, wie sie ihr Leben gestalteten, und mich gefragt, warum sie so lebten und was das Ganze ihnen brachte. Würde ich auch später so sein und so leben? Ganz tief in mir habe ich immer schon gewusst, dass das Leben viel mehr in sich birgt, als irgendwann zu heiraten, Kinder zu bekommen, zu arbeiten und zu sterben. Und damit hatte ich offenbar recht.

Wir sind ewige Wesen, und wir haben uns auf den Weg gemacht, weil wir hohe Ziele haben. Wir sind bestrebt, geistig aufzusteigen, über uns selbst hinauszuwachsen und dabei glücklich und frei zu sein. Dies gilt für alle Menschen, die jetzt inkarniert sind. Wenn du einen Körper hast, bedeutet es für dich, du hast höhere Ziele. Ob du dir dieser Ziele bewusst bist oder nicht, ob du spürst, warum du diesen Weg gewählt hast, oder nicht, ist eine andere Frage.

Das Leben ist zu wichtig, als dass wir es einfach verschwenden könnten. Das Leben in einem Körper ist eine große Chance für deine höhere geistige Entwicklung. Jeder Tag ist daher ein bedeutender Tag; er kann es dir ermöglichen, weiterzukommen, dich weiterzuentwickeln.

Nur ein Mensch, der bewusst lebt, kann auch bewusst sterben. Wer das Leben begreift, der begreift auch den Tod. Viele Menschen sterben, ohne wirklich gelebt zu haben, obwohl sie viele Jahre auf der Erde verbracht haben.

Die Zeit ist reif, um geistig zu erwachen und das Leben in vollen Zügen anzunehmen. Wir sollten unser gesamtes Leben hinterfragen und beginnen, uns an höheren Zielen zu orientieren.

SEI BEREIT ZU STERBEN

Sei täglich bereit, zu sterben, denn egal, wie sehr du vielleicht das Thema Tod verdrängst – sterben muss man trotzdem. Wir wissen nicht genau, wann es so weit sein wird. Es könnte gerade heute geschehen. Daher ist es besser, sich auf dieses Ereignis vorzubereiten, statt vom Tod überrascht zu werden und nicht zu wissen, wie man bewusst stirbt. Prüfe daher täglich, vielleicht vor dem Einschlafen, ob du irgendwo noch materielle oder geistige Schulden hast, wie Unversöhnlichkeit, Groll, Schuldgefühle und ähnliche Emotionen. All das kann körperliche und seelische Symptome in dir verursachen, die dich daran hindern, diese Welt in Frieden und Licht zu verlassen.

Löse dich täglich innerlich von all deinem Besitz, denn wenn du ihn jetzt nicht loslässt, kannst du es nach dem Tode noch weniger. Sei auch jederzeit bereit, alle deinen geliebten Menschen loszulassen. Denke daran, dass jeder Mensch für sich selbst verantwortlich ist und bewusst seinen Weg und damit auch seinen Tod gewählt hat. Das gilt auch für deine Kinder. Wenn du zu sehr an Menschen hängst, erschaffst du karmische Verbindungen, die dich deiner Freiheit berauben. Wenn du jemanden wirklich liebst, solltest du bereit sein, diesen Menschen loszulassen. Wann immer wir mit jemandem verbunden bleiben, dann soll es nur durch Liebe sein und nicht durch Angst vor Verlust und Einsamkeit. Liebe ist nicht besitzergreifend und auch nicht kontrollierend. Wahre Liebe lässt Freiheit zu. Wenn jemand gestorben ist, bedeutet das nicht, dass es ihn nicht mehr gibt. Die Existenz geht weiter. Wenn du in Liebe bist, spürst du diese Existenz sehr deutlich. Verweilst du aber in Verlust, Mangel und Trauer, kannst du dies nicht wahrnehmen, weil deine Gefühle dich von Allem-was-Ist abtrennen. Unsere Essenz ist unsterblich, wir sind ewige göttliche Wesen. Öffne dich für diese Gedanken, und integriere sie in dein Leben.

ÜBUNG: ALLES LOSLASSEN

Du kannst diese Übung täglich vor dem Einschlafen durchführen.

Spüre deinen Körper, atme bewusst ein und aus. Denke an den Tag, den du erlebt hast. Spüre, welche Gefühle heute in dir vorherrschen. Nimm sie alle in Liebe an, reinige und harmonisiere sie mit deiner Liebe. Ebenso deine Begegnungen und Erfahrungen: Bringe sie durch deine Liebe in die Harmonie zurück. Dann denke an dein Leben, und frage dich, ob es etwas gibt, was dich belastet. Angesichts der Unendlichkeit und deiner göttlichen, unsterblichen Seele gibt es nichts, woran du wirklich hängen müsstest. Erfülle alles, was geschehen ist, mit Liebe und Licht. Lass die Vergangenheit so sein, wie sie war, und erkenne, dass alles dem höchsten Zweck diente – dass du weiterkommen kannst.

All die Menschen in deinem Leben und in deiner Familie sind ebenso wie du unsterblich, auch sie gehen ihren göttlichen Weg. Lass deine Liebe zu ihnen fließen, und spüre,

wie diese Liebe und deine Absicht die karmischen Verbindungen lösen.
Lass innerlich alles los, deinen Besitz, dein Leben und alles, was dich hier hält. Denn wenn es so weit ist, kannst du nichts von hier mitnehmen, nur deine Erfahrungen, deine Weisheiten und deine Liebe. Atme in dein Herz, und spüre den Frieden in dir. Dann schlafe ein. Morgen ist wieder ein neuer Tag, eine neue Chance, noch bewusster zu sein und weiterzukommen.

ANLEITUNG ZUM STERBEN ODER WIE KOMME ICH GUT AUF DER ANDEREN SEITE AN

Ich weiß, dass diese Überschrift ein wenig makaber klingt. Aber dies ist keine Anleitung zum Selbstmord, sondern eine Möglichkeit, seinen Körper leicht und froh zu verlassen, wenn es so weit ist. Als ich noch als Krankenschwester arbeitete, habe ich beobachtet, welche Schwierigkeiten Menschen mit dem Sterben haben. Der Aufenthalt im Krankenhaus hat es oft noch schwerer gemacht, weil Sterbende dort meist nicht in Ruhe gelassen werden und an ihnen bis zum Schluss herumgedoktert wird. Sie bekommen Infusionen, Medikamente und werden stündlich umgelagert, was den Prozess der Loslösung erschwert und verlängert.

Beschäftigt man sich mit dem Sterben, während man noch voll im Leben steht, erspart man sich später viel Leid und Angst. In meiner Familie habe ich offen über diese Dinge mit allen Familienmitgliedern gesprochen – auch mit unseren Kindern. Jeder hat sich dazu geäußert, wie er sterben möchte und beerdigt werden will und seine Wünsche auch schriftlich festgelegt. Wenn wir uns darüber im Klaren sind, wo wir sterben sollen, ob mit oder ohne ärztliche Betreuung und lebensverlängernde Maßnahmen, und was mit unserem Körper nach dem Tod geschehen soll, haben wir in unserem Unterbewussten das Szenarium gespeichert.

Unsere Vorstellungen aufzuschreiben hilft uns dabei, diese noch tiefer in uns zu verankern. Die Wirkung ist sehr positiv, denn sobald man sich der eigenen Sterblichkeit gestellt hat, kann man sich endlich mit allen Sinnen dem Leben widmen. Daher kann ich dieses Vorgehen wirklich empfehlen.

DER NATÜRLICHE PROZESS DES STERBENS

Der natürliche Prozess des Sterbens läuft folgendermaßen ab: Zuerst hat der Sterbende keinen Hunger mehr und sollte deswegen auch nicht zum Essen gezwungen werden. Nach einiger Zeit hat er auch kein Verlangen mehr zu trinken, und auch das sollte man akzeptieren. Die Atem- und Pulsfrequenz wie auch der Blutdruck sinken. Für kurze Zeit kann die Körpertemperatur ansteigen und sehr hoch werden, was durch Medikamente nicht gestört werden sollte. Zu diesem Zeitpunkt finden viele physische und vor allem feinstoffliche Prozesse im Körpersystem statt, die mit dem natürlichen Sterben zusammenhängen.

Der Mensch befindet sich zwischen zwei Welten in einer Art Trance, er versinkt immer wieder in einem schlafähnlichen Zustand. Er beginnt Licht zu sehen, Wesen von anderen Dimensionen oder bereits verstorbene Verwandte und Freunde. Er hört Geräusche und Stimmen aus dem Jenseits und himmlische Musik. Der Sterbende wirkt auf uns verwirrt, weil er womöglich mit einem leeren Blick ins Nichts starrt oder etwas Unverständliches redet. Auch das sollte man als Angehöriger oder als Pflegepersonal nicht stören; es gehört zum Prozess des Lösens von unserer Welt. Wenn wir aber bemerken, dass der Sterbende Angst hat, können wir ihn sanft anleiten, den Weg ins Jenseits anzutreten. Wir können uns auch an die geistige Welt wenden und die Lichtwesen um Unterstützung für den Sterbenden bitten.

Der erste Schritt auf dem Weg ins Jenseits ist die Erkenntnis, dass es so weit ist. Darauf sollte die Zustimmung erfolgen; das heißt, an dieser Stelle »Ja« zu sagen und sich dem Prozess offen und freudig hinzugeben.

Als nächsten Schritt kann man die Chakren ausschalten. Ein bewusster Mensch, der sich im Leben auf den Prozess des Sterbens vorbereitet hat, kann dies selbst durchführen. Jemand, der sich im Leben nicht damit beschäftigt hat, kann nun von außen unterstützt und geführt werden.

CHAKREN AUSSCHALTEN

Um sich vom Körper zu lösen, können wir bewusst unsere Chakren ausschalten, und zwar in der unten aufgelisteten Reihenfolge. Allein schon durch das Lesen verinnerlichst du dieses Wissen in deinem System; in dem Moment, in dem du es brauchst, wirst du wieder Zugriff darauf erhalten. Vertraue darauf, dass es so ist.

Wenn wir einen Menschen beim Sterben begleiten, können wir ihn unterstützen und die Chakren für ihn ausschalten. Dabei stellt man sich die Chakren wie helle Lampen vor. Ganz langsam und bewusst schaltet man sie nacheinander aus. Visualisiere diesen Prozess im Körper des Sterbenden. Aber bitte denke daran, vorher deine Aufmerksamkeit in deinem eigenen Körper zu fokussieren. Atme dich selbst in dich hinein, spüre deine Füße, und sei zu 90 Prozent in dir. Mit den übrigen zehn Prozent deiner zweiten Aufmerksamkeit schaltest dann du die Chakren durch Visualisieren beim Sterbenden aus. Gehe dabei nach dieser Reihenfolge vor:

Fußchakren
Kniechakren
Hüftchakren
Wurzelchakra
Sakralchakra
Solarplexuschakra
Herzchakra
Schultergelenkchakren
Ellenbogenchakren
Handchakren

Halschakra
Stirnchakra
Kronenchakra
Erdchakra
Himmelschakra
Milzchakren

Du brauchst dir keine Sorgen zu machen, dass du diesen Prozess beim Lesen unbewusst bei dir selbst durchführen könntest. Du wirst dadurch nicht sterben, es kann dir nichts passieren. Die Chakren können nur ausgeschalten werden, wenn man sich bereits im Angesicht des Todes befindet.

Um dich nach der Beschäftigung mit diesem Thema wieder in eine positive Schwingung zu bringen, schalte deine Chakren nun bewusst an, und zwar in umgekehrter Reihenfolge: Du beginnst mit dem oberen und unteren Milzchakra, die sich rechts und links auf der Höhe deiner Milz und Leber befinden, schaltest dann dein Himmelschakra an, das über deinem Kopf wie eine Sonne erleuchtet, als Nächstes das Erdchakra unter deinen Füßen und so weiter, bis zu deinen Fußchakren.

DIE SILBERSCHNUR

Nachdem die Chakren ausgeschaltet sind, steigt der Sterbende über die Silberschnur in einen anderen Bewusstseinszustand auf. Das kann nur jeder für sich tun. Es fühlt sich so an, als ob man für einen Moment ganz tief fällt. Dann plötzlich beginnt man seinen eigenen Körper ganz klar von oben wahrzunehmen. Man fühlt sich frei, und der eigene Körper, der sich weit unter einem befindet, kommt einem nun unbedeutend und fremd vor.

WAS NACH DEM TOD PASSIERT

Die meisten Menschen wissen in der heutigen Zeit nur wenig über das Sterben, den Tod, und was danach geschieht. Über den

Tod wird nicht nachgedacht. Das ist sonderbar, denn der Tod ist ein sehr wichtiges Ereignis in unserem Leben. Wir beschäftigen uns mit so vielen Dingen am Tag, schmieden Zukunftspläne, und plötzlich kommt der Tod, und all unsere Vorhaben machen keinen Sinn mehr.

Wir kennen den Tod nicht, und deswegen haben wir Angst davor. Viele Menschen fürchten sich vor dem Unbekannten. Was wird mit mir geschehen, wo werde ich sein, und wie wird es sein, wenn ich gestorben bin? Wir fühlen uns hilflos, und deswegen versuchen wir, den Tod zu verdrängen. Wir haben Angst, alles zu verlieren, was uns lieb und teuer ist und woran wir auf dieser Welt hängen. Doch da der Tod jeden von uns betrifft, hilft es nicht, ihn zu verleugnen oder zu verdrängen. Eine solche Haltung wird unser Leben trüben und den Übergang erschweren, wenn es so weit ist.

Dein Leben und der Todesmoment entscheiden darüber, wie es für dich nach dem Leben aussieht, das heißt, in welcher Welt du landest. Im Moment des physischen Todes bildet sich ein energetischer Kanal, durch den sich das innere Wesen in die feinstoffliche Welt begibt, mit der sie in Resonanz schwingt. Dabei bleiben die Verbindungen, die das innere Wesen mit dem toten Körper hat, vorerst noch bestehen. Nach neun Tagen lösen sich die Zellen des Nervensystems auf. Dies ist der Zeitpunkt, an dem der mentale Körper sich löst. Nach 40 Tagen folgt der emotionale Körper, und nach einem Jahr, wenn die Knochenstruktur sich aufgelöst hat, löst sich auch die Verbindung zum ätherischen und physischen Körper. Das innere Wesen ist frei und kann wiedergeboren werden. In vielen Kulturen ist es üblich, den Körper nach dem Tod zu verbrennen. Das ermöglicht dem inneren Wesen eine sofortige Befreiung und den Übergang in die feinstoffliche Welt.

Der Todesmoment und vor allem die Umstände und die Motive des Todes bestimmen die Schwingung des Kanals, durch den das innere Wesen in die feinstoffliche Welt aufsteigt. Ein Mensch, der plötzlich tödlich verunglückt ist, hat eine niedrige Schwingung; entsprechend wird die Welt sein, in die er aufsteigt. Ein Selbstmörder kann nicht hoch aufsteigen, sondern bleibt nach dem Tod meist in der niedrig schwingenden Welt, ebenso wie jemand, der im Rausch oder durch einen anderen bewusstseinsverändernden Zustand stirbt. Auch Krankheiten und starke Medikamente, die das Bewusstsein hemmen oder gar ausschalten, verringern die Schwingungsfrequenz und verhindern, dass der Sterbende in höhere Welten gelangt. Bei der Sterbehilfe wird ein Medikamenten-Cocktail verabreicht, der das Bewusstsein ausschaltet; die Seele kann dann ebenfalls nicht bewusst aufsteigen.

Je bewusster das Leben, umso bewusster das Sterben und umso höher die Schwingung der feinstofflichen Welt, in die man nach dem Tod herüberwechselt. Das Günstigste für uns wäre es, in Gesundheit und Glück zu sterben. Doch jeder sucht sich das aus, was seinem Bewusstseinszustand entspricht, auch wenn es unbewusst geschieht. Das Leben ist eine Schule; manchmal beenden wir eine Klasse erfolgreich, und manchmal bleiben wir zurück oder rutschen sogar ganz nach hinten. Aber irgendwann ist jeder so weit, um in eine höhere Schule zu wechseln. Bis wir schließlich erkennen, dass alles nur ein Spiel ist und wir in Wirklichkeit bereits vollkommen sind. Dann stehen uns die höheren Welten offen.

Wenn wir den Lichtkörper erreichen, können wir in die höchste Welt aufsteigen und uns vollständig aus dem wiederkehrenden Kreislauf karmisch bedingter Reinkarnationen befreien.

LICHTKÖRPERPROZESS

In der fünften Dimension haben wir die Möglichkeit, zusammen mit unserem Körper aufzusteigen. Wir sind nicht einfach geboren worden, damit wir eines Tages sterben und unseren Körper wieder verlassen, wie wir es schon über viele Inkarnationen getan haben; dieses Mal sind wir womöglich geboren, um unseren Körper zu transformieren und ihn mit ins Licht zu nehmen. Dies nennt man Transformation des Körpers in den Lichtkörper. Ich werde im Rahmen dieses Buches nicht weiter auf das Thema eingehen und möchte nur erwähnen, dass ich dies als mein Ziel ansehe und es mir Spaß macht, mich auf diesem Weg weiterzuentwickeln.

Ein 85-jähriger Mann fragte mich nach der Lektüre meiner Bücher, ob es sich in seinem Alter noch lohne, an sich zu arbeiten und vielleicht ein Seminar zu besuchen. Diese Frage bekomme ich öfters von älteren Menschen gestellt. Ich antworte darauf mit einem klarem »Ja«. Jeder Tag unseres Lebens ist kostbar, denn wir können ständig innerlich wachsen und unsere Schwingung durch ein bewusstes Leben verändern. Ganz gleich, wie alt du bist und in welcher Lage du dich gerade befindest: Du kannst dich durch deinen Geist, deinen Willen, durch Disziplin und die Liebe verändern und heilen, um unbeschwert und frei in die nächste Phase deines Seins überzutreten. Je mehr du in diesem Leben angekommen bist, desto höher steigst du nach deinem Tod auf. Deswegen ist unser Leben so kostbar, denn dadurch bilden wir uns spirituell weiter.

DIE NEUN WELTEN

Innerhalb der Astralwelt gibt es neun Welten, die wiederum in mehrere Schichten unterteilt werden. Je höher deine Schwingung, desto höher ist auch die Schwingung der Welt, in der du dich gerade aufhältst. Eine Welt existiert nicht als ein Ort, sondern ist ein Bewusstseinszustand, der einen Raum erschafft.

Die ersten drei Welten bilden eine niedere Welt – sie sind schwarz, dunkelgrau und grau.

Danach folgen die Lichtwelten. Die vierte Welt hat die Farbe Hellgrün, die fünfte Hellblau, die sechste Weiß und die siebte helles Silber. Das sind die Welten des Lichts.

Die achte und neunte Welt sind die Welten der universellen Liebe. Ihre Farben sind Perlmutt und Gold.

Je nach unserer Schwingung treffen wir in einer dieser Welten ein. Aber auch nach dem Tod haben wir die Möglichkeit, uns weiterzuentwickeln. In der Zwischenwelt kann eine Seele weiter wachsen, wenn sie es selbst möchte; nur geschieht es nicht so schnell und effizient wie in einem irdischen Körper.

Die erste Welt ist voller trauriger Gefühle und Bilder; die Seele, die dort landet, fühlt sich einsam, verstoßen, isoliert und in den vor dem Tode erlebten destruktiven Bildern, Dramen, der Angst, dem Hass, der Wut, der Ablehnung und dem Rausch gefangen. Oft kann die Seele nicht begreifen, dass sie tot ist. Sie sieht ihren Weg ins Jenseits und das Licht nicht, sie sieht nur die Wesenheiten, die sich in dieser Welt aufhalten. Dies sind astrale dämonische Gestalten. Auch wenn die Seele keinen Körper besitzt, sind alle noch zu Lebzeiten bestehenden Süchte weiterhin aktiv. Doch ohne Körper kann man die Süchte nicht stillen. Dies fühlt sich für die Seele wie eine unendliche Folter an, die ihr alle Kräfte raubt. Das ist die Hölle, die man sich selbst erschafft. Während ihre Süchte nicht gestillt werden können, versucht die Seele, die entsprechenden Substanzen von lebenden Menschen zu bekommen. So kann die Seele eine Zeit lang beispielsweise einen Alkoholiker, Raucher, Drogenabhängigen oder Esssüchtigen besetzen. Es ist so dunkel hier, dass die Seele verloren gehen kann. Aber mit der Zeit beginnt der lange Prozess, in dem die Seele bereut und erkennt.

So wird die Welt zu Dunkelgrau. Auch auf dieser Ebene sind noch viele destruktive Gefühle und Bilder präsent, doch es keimt die Hoffnung, denn die Dunkelheit beginnt ein wenig zu schwinden. Die Seele muss noch viel an sich arbeiten und begreifen, aber sie erkennt, dass dies sie weiterbringt. Zugleich wird sie durch die dunklen Wesenheiten, die hier leben, gestört, gebremst und gequält. Auch ihre Süchte sind noch spürbar und treiben sie in den Wahnsinn, weil sie starke seelische Schmerzen verursachen und sehr anstrengend sind. Wer nach seinem Tod hier landet, ist ebenfalls verwirrt und kann oft nicht verstehen, dass er bereits verstorben ist. Er haftet an seinen Dramen und Schmerzen an. Bis die Seele Mitgefühl entwickelt, das sie befreit. Dann kann sie in die nächste graue Welt aufsteigen oder wieder auf der Erde inkarnieren.

In der grauen Welt gibt es mehr Licht. Hier kann die Seele sich selbst, ihr Sein und ihr Weitergehen besser begreifen, denn nun hat sie eine Wahl und kann sich entscheiden, an einer Schulung teilzunehmen. Auch hier ist sie nicht frei von Schmerzen, die von Süchten oder destruktiven Gefühlen stammen. In dieser Welt gibt es neben den gefühllosen Astralwesenheiten auch geistige Helfer, die den verwirrten Seelen helfen, sich zu wandeln. Hier kann man sich entscheiden, wieder zu inkarnieren, um an den jeweiligen Themen in einer weiteren Verkörperung zu arbeiten.

Die hellgrüne Welt ist die erste Lichtwelt. Hier gestaltet sich das Sein angenehmer. Für die Seele gibt es noch viel zu tun, sie hat nicht viel Kraft, aber sie weiß, dass sie selbst etwas daran ändern kann, wenn sie es will. Sie begreift, dass sie ihre Potenziale im vorherigen Leben nicht ausgeschöpft hat, kann aber an sich arbeiten und ihre Schwingungen durch die Zuwendung zu sich selbst und anderen erhöhen. Manche Seelen entscheiden sich dafür, verlorene Seelen in den niederen Welten zu suchen und zu unterstützen, um ihre Ängste dadurch zu transformieren. Andere entscheiden sich, wieder zu inkarnieren und ihr Glück auf der Erde zu versuchen. In dieser Welt ist man durch Themen und Menschen karmisch gebunden und geht weiter, um die Themen abzuarbeiten.

Die fünfte, hellblaue Welt ist viel freundlicher und lichter. Es herrscht ein Gefühl von Frieden, es ist wie im Himmel. Man kann sich hier länger aufhalten, sich ausruhen, zu Kräften zu kommen. Aber man erkennt auch, dass es noch etwas zu tun gibt. Man beginnt nach Höherem zu streben, möchte etwas bewirken, etwas erschaffen. So entscheidet man sich entweder, einige Zeit hierzubleiben und an Schulungen und Projekten zusammen mit höheren Lichtwesen zu arbeiten, oder man geht zurück auf die Erde, um seine Mission dort fortzusetzen und weiterzukommen. Man hat noch Karma abzuarbeiten, doch es ist längst nicht mehr so belastend und vielschichtig wie in der hellgrünen Welt und dient dazu, schneller vorwärtszukommen.

Die sechste Welt ist weiß. Hier herrschen Freude und Erleuchtung. Dies ist die Welt der Meister. Hier landen sehr bewusste Seelen, die sich zu Lebzeiten gezielt auf diese Schwingung vorbereitet, in Achtsamkeit gelebt haben und bewusst gestorben sind. Auch diese Welt ist kein Endziel, aber hier ist man frei von Karma, und wenn man noch einmal inkarniert, ist man auch im neuen Leben frei von alten seelischen Verwicklungen, es sei denn, man schafft neues Karma. Alles ist möglich, wenn die Seele weiterstrebt und das Risiko einer Inkarnation eingeht: Aufstieg oder Fall.

Die siebte Welt ist silbern. Dies ist die Welt der bedingungslosen Annahme. Die Engel sind hier zu Hause. Nach dem Tod landen nur wenige in dieser Welt, meistens sind es Kinder. Um hierherzukommen, muss man ein Meister seines Lebens werden und dazu ein Engel in seinem Herzen und seiner Lebensweise, frei von Karma, in sich zentriert und in Liebe.

Die achte Welt ist perlmuttfarben. Es ist die Welt der Schöpfer und höheren Meister. Früher war es kaum möglich, direkt nach dem Tod in diese Welt zu gelangen, nur wenige haben es erreicht, wie zum Beispiel Jesus. In der neuen Zeit aber ist dieser Aufstieg für alle möglich. Hier landet man nur zusammen mit seinem Körper, man lässt auf der Erde nichts mehr zurück. Man geht durch den Lichtkörperprozess. Alles, was zu einem gehört, kommt in den Himmel. Es ist herrlich hier, denn hier kann sich die Seele ihre eigene Welt erschaffen.

Die neunte Welt ist golden. Dies ist die höchste Schwingung. Hier kann man das Universum verlassen und weiterziehen in die nächsten Galaxien, die höher schwingen. Auch diese Welt, diesen höchsten Bewusstseinszustand, können wir im Anschluss an unsere Lebzeiten erreichen. Doch dafür haben wir viel an uns zu arbeiten. Es ist ein spannender Prozess, der auch viel Spaß machen kann. So fühlt es sich zumindest für mich an.

Diese Informationen habe ich in der Akasha-Chronik gelesen und bin sehr froh darüber, dass ich nun weiß, wohin ich streben kann. Doch ich fühlte schon in meiner Kindheit, dass ich in diesem Leben etwas Wichtiges vorhabe. Vielleicht kennst auch du dieses Gefühl. Ich habe in meiner Jugend entschieden, dass diese Inkarnation meine letzte sein wird. Danach bleibe ich in den feinstofflichen Welten, oder ich ziehe weiter in andere Galaxien. Dieses Ziel fühlt sich für mich sehr stimmig an. Ich bemühe mich, immer bewusster und achtsamer zu leben und zu sein, und ich weiß, dass heute viele reife Seelen genau so weit sind. In welche Welt auch immer wir kommen: Es geht stets um die Heilung unseres Körpers, unseres Geists und unserer Seele.

FREI WERDEN VON ABHÄNGIGKEITEN

Jetzt verstehst du, wie wichtig es ist, sich von allen Abhängigkeiten zu befreien. Süchte und Abhängigkeiten hindern uns daran, aufzuwachen und das Leben ganz und gar anzunehmen. Unsere Süchte und Abhängigkeiten sterben nicht mit unserem Körper, sondern bleiben uns in den nächsten Inkarnationen erhalten. Egal, wie alt man ist und in welcher Situation man sich befindet: Es lohnt sich immer, weiterzugehen und sich von Altem, von Schmerz und von Süchten zu befreien. Denn die Last des Lebens beschwert uns weiter im Jenseits. Wenn wir nicht vollständig loslassen, bleiben einige unserer Seelenanteile länger an diese Welt gebunden, als uns lieb ist. Alles, was du jetzt nicht löst, wiederholt sich in einer weiteren Inkarnation und wird massiver. Dann werden aus kleineren Abhängigkeiten Süchte.

ERDGEBUNDENE SEELEN

Wenn geliebte Menschen von uns gehen, sind wir meist tieftraurig. Wir wollen sie wieder an unserer Seite heben, haben Sehnsucht, vermissen sie. Viele Menschen können auch nach etlichen Jahren der Trauer nicht loslassen und wollen sich mit dem Verlust nicht abfinden. Dies ist besonders der Fall, wenn es um Kinder geht. Wenn ein älterer oder leidender Mensch geht, ist es für uns einfacher zu akzeptieren, als wenn junge Menschen früh sterben.

Doch auch unsere Kinder haben ihre eigenen Ziele, und wir kennen nicht den Plan ihrer Seele. Wenn ein Kind geht, stecken tiefere Gründe und eine göttliche Absicht dahinter. Nach meiner Beobachtung gehen Kinder ganz leicht in den Himmel, und ich treffe nur selten eine Kinderseele, die erdgebunden bleibt. Wenn ein Kind sich nicht vollständig lösen kann, dann nur, weil die Erwachsenen es festhalten. Aus Liebe zu den Eltern bleiben sie eine Weile hier und werden erdgebunden, was für die Seele des verstorbenen Kindes wie auch für die Hinterbliebenen nicht unbedingt gut ist. Der Verstorbene kann dadurch nicht oder nicht vollständig neu inkarnieren, und die Hinterbliebenen erfahren den Verlust von Lebensenergie, weil eine erdgebundene Seele an ihnen hängt. Ohne das Prana der Lebenden kann die Seele eines Verstorbenen sich nicht hier aufhalten.

Deshalb lass die Toten gehen. Halte nicht an deinem Schmerz fest, sondern erinnere dich an die schönen Momente des Lebens, und löse die energetischen Verbindungen. Nur die Liebe kann bleiben. Liebe nährt und transformiert uns.

FAMILIEN- UND AHNENVERBINDUNGEN

Als mein Vater plötzlich verstarb, konnte ich nicht zu seiner Beerdigung in die Ukraine reisen. Meine Eltern waren seit Langem geschieden, und seit ich in Deutschland lebte, hatte ich nur wenig Kontakt zu meinem Vater. Nachdem er gestorben war, begleitete ich ihn auf der geistigen Ebene und nahm wahr, dass er seinen plötzlichen Tod nicht wirklich realisiert hatte. Er wurde zu einer erdgebundenen Seele. Mein Bruder begünstigte seinen Zustand noch mehr, denn er wollte ihn nicht loslassen. Dadurch kam es zu einem klassischen Fall einer Besetzung durch Verstorbene. Mein Bruder wurde zu meinem Vater, er nahm seine Gesichtszüge und seinen Charakter an. Mein Vater hatte sich zu Lebzeiten nicht von seiner Abhängigkeit von Nikotin und Alkohol befreit. Und ich beobachtete, wie seine Seele nach dem Tod durch meinen Bruder weiter rauchte und trank. Es dauerte ein Jahr, bis ich endlich Heilung für beide bewirkt hatte. Jetzt ist die Seele meines Vaters endlich im Jenseits, und meinem Bruder und uns allen geht es wieder gut. Ich habe meinem Vater bewusst einen Platz in meiner Ahnenreihe gegeben und fühle, wie seine Kraft, all seine positiven Eigenschaften und seine Liebe durch mich fließen. Wenn ich meine Gedanken an meinen Vater richte, dann spüre ich Frieden und Liebe in meinem Herzen. Ich kann auch mit ihm kommunizieren, denn seine Seele ist nun weitergewandert, und er ist nicht mehr erdgebunden. Mehr zum Thema Ahnen habe ich meinem Buch *Erneuere deine Zellen* geschrieben.

Wie zu Beginn dieses Buches erwähnt, begleitete meine Großmutter mich nach ihrem Tod und weihte mich in schamanische geistige Techniken ein. Von ihr lernte ich, eine bewusste und unabhängige Heilerin zu sein. Sie agierte aus dem höchsten Punkt ihrer Seele und war nicht erdgebunden. Erdgebundne Seelen verlangen immer nach unserem Prana, sie sind nicht mit ihrem höheren Selbst verbunden; Verstorbene aber, die in ihr höheres Selbst aufgestiegen sind, stellen sich manchmal als Ahnenkraft zur Verfügung und sind in der Lage, mit uns zu kommunizieren – so wie meine Oma es für mich tat.

Wenn du an einen Verstorbenen denkst und dabei von Liebe und Kraft erfüllt wirst, handelt es sich um eine Energie, die mit dir verbunden ist und dich unterstützt. Wenn du aber an einen Verstorbenen denkst und dich dabei traurig und sehnsüchtig fühlst, dann besteht eine Verbindung durch abgespaltene Seelenanteile, energetische, karmische Schnüre oder durch die Erdverbundenheit der Seele. Dann ist es an der Zeit, in Liebe loszulassen.

BESETZUNGEN DURCH VERSTORBENE

So wie im Fall meines Bruders kommt es immer wieder vor, dass Menschen von Verstorbenen besetzt werden. Es gibt mehrere Gründe, warum eine Seele nicht weitergehen kann, zum Beispiel ein plötzlicher Tod, auf den die Seele nicht vorbereitet war, ungelöste Probleme, Schuld, Süchte, Anhaftung an materiellen Besitz oder an Hinterbliebene. Daher ist eine frühzeitige Auseinandersetzung mit dem Sterben ebenso eine Prophylaxe gegen die Erdgebundenheit nach dem Tod wie die bewusste Arbeit an uns selbst und unseren Anhaftungen.

BESETZUNGEN DURCH ORGANTRANSPLANTATION, BLUTSPENDE UND DAS ESSEN VON TIEREN

Diese Themen sind zwiespältig, doch ich möchte trotzdem darüber schreiben, um die energetischen Wirkungen aus meiner Sicht zu erläutern.

Bei einer Organ- oder Blutspende geht ein Teil unserer Seelenessenz immer mit. Wenn ein transplantiertes Organ aus meinem Körper in einem anderen Menschen nach meinem Tod weiterlebt, kann meine Seele nicht in höhere Welten aufsteigen und nicht oder nicht vollständig inkarnieren. Der zurückgebliebene Seelenanteil bildet immer eine geistige Besetzung des Organempfängers und verlangt nach seiner Lebensenergie. Das Wesen des Spenders wirkt nun auf das Wesen des Organempfängers und drängt ihm seine Eigenschaften auf. Es gibt Fälle, in denen die fremden Eigenschaften das Leben begünstigen, aber auch das Gegenteil kommt vor.

Ein entfernter Verwandter bekam eine Leber transplantiert. Bald danach wandelte sich sein Wesen für alle erkennbar. Er zeigte Charaktereigenschaften, die er vorher nicht besessen hatte. Er wurde zu einem anderen Menschen. Geschichten dieser Art sind unter Organempfängern sehr häufig.

Genau das Gleiche geschieht, wenn wir Fleisch verzehren. Wir essen nicht nur den Leib der Tiere, sondern nehmen ihre Seelenanteile in uns auf, die in der Folge wie Besetzungen in unserem System auf uns wirken und unsere Psyche mit fremden Frequenzen belasten. Dabei handelt es sich meist um Schwingungen der Panik und Angst, welche die Tiere bei der Schlachtung gefühlt haben. Wenn sich diese Schwingungen mit den Jahren in uns ansammeln, verursachen sie zahlreiche Symptome. Bei Ängsten, Depressionen und psychischen Erkrankungen sollte man am besten eine Fastenkur mit Darmreinigung machen und auf eine vegane Ernährung umstellen. Mithilfe von Geistheilung, Meditationen und Bekenntnissen kann man anschließend die Besetzungen wieder freilassen.

Anzeichen einer Besetzung durch verstorbene menschliche Seelen

Müdigkeit, körperliche und geistige Erschöpfung
Ständiges Frösteln
Unruhige Gedanken, zielloses und unbewusstes Handeln
Wirrer Redefluss
Albträume und Schlafstörungen
Starke Süchte alle Art
Ständige Gereiztheit, Wutanfälle
Depression, Verfremdung der Persönlichkeit, Geisteskrankheiten
Unerklärliche Symptome und Krankheiten
Bei der Besetzung durch Tierseelen gelten die gleichen Symptome, nur in ihrer Form etwas gemildert.

BESETZUNGEN FREILASSEN

Beim Thema Besetzungen frage ich mich immer: Wer besetzt wen? Oft werden wir nämlich nicht festgehalten, sondern wir tun es selbst: an unserer Trauer, unserer Unversöhnlichkeit, an unseren Gewohnheiten und unserem Lebensstil.

Eine Besetzung kann nur dann entstehen, wenn wir Teile unserer Seele abspalten, wenn wir nicht im Jetzt, nicht präsent und nicht im Körper sind. Um die Besetzung wieder freizulassen, müssen wir unsere eigenen abgespaltenen Seelenanteile zu uns zurückholen und uns in die hohe Schwingung der Liebe versetzen.

MEDITATION: BEFREIUNG

Setze dich mit gerader Wirbelsäule hin. Entspanne dich, atme bewusst in deinen Körper hinein, so als ob du dich selbst einatmest. Nimm wahr, dass du in dir bist. Spüre deine Füße, fühle, wie sie in der Erde verankert sind. Spüre dein Becken, deinen Rumpf, deine Schultern, Arme und Hände. Spüre deinen Hals und deinen Kopf. Du bist in dir. Atme ganz tief in deinen Herzraum hinein, und lass die Liebe in dir fließen. Nimm wahr, wie diese Liebe sich in deinem ganzen Körper ausbreitet. Sie erfüllt all deine Körperzellen, die Zellenzwischenräume und auch deine Aura. Du nimmst wahr, wie alles in dir durch die Schwingung der Liebe mit goldener Energie erfüllt wird.

Sprich nun laut: »Liebe Allmacht der universellen Liebe, bitte erlöse nun aus meinem Körpersystem alle darin gebundenen Seelen der verstorbenen Menschen und Tiere. Mögen sie jetzt aus meiner Energie befreit und in das Licht der Matrix des Universums weitergeleitet werden. Mögen nun speziell ausgebildete Lichtwesen kommen und diese Seelen nach Hause begleiten, dort, wo sie hingehören, wo sie glücklich und in Liebe sind.«

Erfülle dein Herz erneut mit der Liebe, und lass diese Liebe fließen. Nimm wahr, wie die erdgebundenen Seelen nun frei werden. Sende an sie deinen Dank.

Dann nimm deine Energie wahr, und fühle die Veränderung in dir. Komme zurück in die Gegenwahrt. Strecke dich und gähne. Danke.

Zeit ist eine Illusion

DAS LEBEN GESCHIEHT NUR IM JETZT

Zeit ist eine Illusion. Sie ist der größte Irrtum, den der Mensch in seinem Geist aufrechterhält. Dies zu glauben und zu begreifen fällt uns nicht leicht, denn wir sind es gewohnt, zu glauben, dass die Ereignisse aufeinanderfolgen und uns ein Gefühl von Zeit geben. In Wirklichkeit ist alles, was wir im Leben erleben, nichts anderes als der gegenwärtige Augenblick. Die Vergangenheit und die Zukunft sind reine Konstrukte unseres Kopfs, das Leben geschieht nur im Jetzt. Wenn unsere Inkarnation zu Ende geht und wir ins Jenseits überwechseln, ist die Zeit für uns aufgehoben.

Man kann das Zeitgefühl im Körper mit dem Atem und dem Herzschlag vergleichen. Mal schlägt das Herz schneller, wie zum Beispiel bei Anstrengung, Angst, Aufregung oder Ektase. Dann erleben wir die Zeit anders. Oder es schlägt sehr langsam, in der Meditation oder wenn wir uns tief entspannt fühlen; dann stellt sich eine Ahnung von Ewigkeit ein.

Du hast wahrscheinlich auch schon bemerkt, dass die Zeit in den letzten Jahren viel schneller verläuft als früher. Das liegt daran, dass wir uns jetzt in der fünften Dimension befinden. Wir erleben unseren Tag, der bekanntlich 24 Stunden hat, als hätte er 16 Stunden. Die Hälfte benötigen wir für den Schlaf, und so kommt es uns vor, als hätten wir plötzlich keine Zeit mehr für die wesentlichen Dinge.

Die Zeit ist nichts Fixes, und nahezu jeder spürt das. Ich selbst habe mehrmals erlebt, wie die Zeit und alles um mich herum stehen blieb und ich mich dennoch weiterbewegt habe. Das erste Mal geschah es, als ich sechs Jahre alt war. Ich kann mich noch immer haargenau an alle Einzelheiten dieses Erlebnisses erinnern. Ich stand mit meiner Oma an einer Ampel, und wir warteten darauf, die dicht befahrbare Hauptstraße in unserer Stadt überqueren zu können. Aus einem unerklärlichen Grund hörte ich deutlich das Wort: JETZT! Damals war ich mir sicher, dass meine Oma es zu mir sagte. Ohne nach rechts und links zu schauen und im vollem Vertrauen lief ich los. In dem Moment hörte ich hinter mir ein Aufstöhnen, und die Zeit blieb stehen. Ich sah, wie alles um mich herum aufhörte, sich zu bewegen, wie in einem fantastischen Film. Es herrschte vollkommene Stille. Ich lief zwischen den Autos herum. Da war kein Geräusch, kein Lufthauch, nur Stille. Ich bewegte mich bis zu der Verkehrsinsel zwischen den beiden Fahrbahnen und blieb dort stehen. Erst dann begann die Welt sich wieder zu bewegen, die Autos fuhren, die Menschen riefen und gestikulierten, und meine Oma war einer Ohnmacht nahe.

Ein zweites Mal erlebte ich ein ganz ähnliches Gefühl, als ich auf einer Autobahn fuhr. Wie im Zeitlupentempo passierte auf der Nebenspur ein Unfall. In diesem Moment blieb wieder alles still; nur ich fuhr mit meinem Auto weiter. Die Zeit kam mir so lang vor. Plötzlich drangen wieder Geräusche an mein Ohr, und ich konnte im Rückspiegel sehen, wie andere Autos in den Unfall verwickelt wurden. Ähnliche Geschichten habe ich auch von anderen Menschen gehört. Es gibt demnach etwas wie einen unendlichen Moment.

Wenn wir hektisch sind, uns nicht fokussieren können, ständig mit unserem Geist vorausrennen, so beschleunigen wir die Zeit, und am Ende des Tages stellen wir fest, dass wir doch zu gar nichts gekommen sind. Wenn wir aber lernen, uns zu zentrieren, wenn wir innerlich ruhiger werden, spüren wir, dass wir sogar in der Lage sind, die Zeit anzuhalten. Und das ist nicht nur reine Illusion. Denn durch unsere fokussierte Absicht sind wir in der Lage, die Zeit auszudehnen oder, wenn nötig, zu raffen. Bevor wir diese Technik üben, ist es jedoch wichtig, zuerst das Fokussieren zu beherrschen. Zu diesem Zweck dient die folgende Meditation auf eine Kerze. Sie hilft dir nicht nur, in die Stille zu kommen, sondern hat auch einen positiven Einfluss auf deinen Energiekörper. Durch diese Übung reinigst du dein Stirnchakra und öffnest es für die feinstoffliche Wahrnehmung.

MEDITATION: FOKUSSIERUNG AUF EINE KERZE
Zünde eine Kerze an, stelle sie vor dir auf den Tisch und schaue die Flamme an. Projiziere diese Flamme genau zwischen deine Augenbrauen, in dein Stirnchakra. Spüre, wie die Flamme dort brennt. Schließe die Augen, und spüre weiter die Flamme. Wenn deine Aufmerksamkeit nachlässt, dann öffne die Augen, und schaue die Flamme erneut an. Diese Meditation kannst du auf fünf bis zehn Minuten ausdehnen. Du merkst dabei, wie deine Gedanken sich beruhigen und wie du dich in dir zentrierst.
Versuche, die Meditation täglich durchzuführen. Du wirst dabei beobachten, dass auch die Zeit sich dehnt. Wenn du im Alltag merkst, dass du wieder hektisch bist, halte innerlich still, und spüre die Flamme zwischen deinen Augenbrauen.

FOKUSSIERTE ABSICHT

Auch wenn Zeit eigentlich eine Illusion ist, kann ein Zeitplan im Alltag hilfreich sein. Zeit zu planen ist ein Teil meines Erfolgs. Ich werde oft gefragt, wie ich die Zeit für alles finde, was ich den Tag über tue. Das gelingt nur mit einer fokussierten Absicht. Schon am Abend zuvor nehme ich mir ein paar Minuten Zeit und plane meinen nächsten Tag. Ich schreibe auf, was ich alles tun und erreichen werde. Dabei gebrauche ich die Vergangenheitsform:
1. Ich habe mit Freude Yoga gemacht.
2. Ich war zwei Stunden spazieren, und das war herrlich.
3. Ich habe leicht und schnell ein Kapitel meines Buches beendet.

4. Ich habe das nächste Seminar vorbereitet.
5. Ich habe viel Zeit für meine Kinder und für mich gehabt.
6. Ich habe ein schönes Gespräch mit meinem Mann geführt.
7. Ich habe mir eine schöne Gesichtsmaske gemacht, und das Ergebnis ist fantastisch!

Meistens führe ich meinen Plan mit Leichtigkeit durch. Dadurch, dass ich sie schon am Abend aufschreibe, manifestieren sich meine Absichten über Nacht. Am nächsten Tag fühlt sich die Ausführung leicht, locker und schön an. Wenn ich einen Punkt aus irgendeinem Grund nicht erledigt habe, schreibe ich ihn als Erstes auf meinen Zettel für den nächsten Tag. Wichtig dabei ist, sich nicht zu verkrampfen und alles mit Liebe und Humor zu nehmen.

AUSSTEIGEN AUS DEM WARTEN

Was uns sehr viel Zeit raubt, ist das Warten. Wenn wir warten, sind wir nicht im Jetzt und verpassen das Leben. Wir Menschen befinden uns meist in der Vergangenheit oder in der Zukunft und warten darauf, dass etwas eintritt, was wir uns schon lange ersehnt haben. Dieses Warten verzerrt unser Zeitgefühl, und wir merken oft erst am Abend, dass wir wieder einen Tag unseres Lebens für nichts vergeudet heben.

Um aus diesem Dilemma auszusteigen, heißt es, ins Jetzt zu kommen. Wir sind im Jetzt, wenn wir in unserem Körper verankert und bewusst bei dem sind, was gerade geschieht. An dieser Stelle ist die Übung *Spüre deine Socken* sehr hilfreich (siehe Seite 47). Wo du auch bist und was du auch tust, versuche, gegenwärtig zu sein.

Vielleicht inspiriert dich auch die folgende Geschichte: Ein Schüler kam zu einem Meister und fragte ihn, wie man die höchste Konzentration immer und überall konstant halten kann. »Das kann ich dir nicht erklären«, sagte der Meister, »aber ich kann es dir durch eine Übung zeigen.« Der Schüler willigte sofort ein. Der Meister reichte ihm ein großes Gefäß mit Wasser, das er auf dem

Kopf tragen sollte, während er um den ganzen Palast herumging. Dann sagte er: »Nun wird ein Krieger hinter dir hergehen, und wenn du auch nur ein bisschen von dem Wasser beim Gehen verschüttest, wird er dir sofort den Kopf abhacken.« Und so lernte der Schüler, höchste Konzentration konstant zu bewahren.

ÜBUNG: DIE ZEIT AUSDEHNEN

Nachdem die Zeit eine Illusion ist, können wir wie Illusionisten damit spielen, experimentieren – und die Zeit ausdehnen.

Um die Zeit auszudehnen, stelle dir eine Zeitlücke vor, die du ausdehnen möchtest. Zentriere dich in deinem Körper, atme bewusst, spüre die Gegenwart. Dringe nun mit deinem Geist in diese Zeitlücke ein, und spüre, wie du sie mit deinem Willen dehnst. Fühle es.

Dann stelle dir vor, wie der Tag sich bereits seinem Ende nähert, und du blickst glücklich und zufrieden auf ihn zurück, mit dem Gefühl: »Ich hatte heute sehr viel Zeit und habe alles, was ich mir vorgenommen habe, leicht und locker geschafft.« Dann gehe in das Gefühl der Dankbarkeit.

Heilung der Erde

WENN DU HEILST, HEILST DU DEINE WELT

Die Erde ist ein Lebewesen, ein wunderschönes, liebevolles, geduldiges Wesen. Die Pflanzen und Tiere sind Teile ihrer Seele. Wir Menschen behandeln die Erde genau wie Pflanzen und Tiere oft so, als ob sie nichts fühlten. Diese Haltung erschafft in uns Karma, das wir auf jeden Fall ausgleichen müssen. Vielleicht kennst du den kosmischen Witz: Der Mars fragt die Erde: »Wie geht es dir?« Die Erde antwortet: »Nicht so gut, ich habe Homo sapiens.« Darauf der Mars: »Das vergeht irgendwann!« Es steckt viel Wahres darin. Ich hoffe für die Erde, dass die parasitäre Haltung des Menschen der Erde, den Pflanzen und Tieren gegenüber irgendwann vergeht. Und ich hoffe, dass immer mehr Menschen dies erkennen und beginnen, im Einklang, in Verbundenheit und Liebe mit der Erde und all ihren Bewohnern zu leben. Denn unsere Welt sind auch wir selbst; wenn wir die Welt verletzen, verletzen wir unsere Seele. Ein Mensch, der sich der Heilung widmet, kann diesen Aspekt nicht einfach umgehen. Wenn du heilst, heilst du auch deine Welt. So gesehen, geschieht die Heilung der Erde immer zuerst durch uns und durch unsere bewusste Zuwendung zu uns selbst. Wenn wir uns achtsam und liebevoll uns selbst gegenüber verhalten, begegnen wir automatisch auch der Welt um uns herum achtsam und liebevoll. Das ist das Gesetz des Universums: Du kannst nur das vermehren, was du selbst besitzt. Die Veränderungen liegen in uns, und es wird sich immer das manifestieren, worauf wir unsere Aufmerksamkeit lenken.

In der fünften Dimension herrscht die Liebe. Alles, was ohne Liebe ist, wird langsam aussortiert. Versuche, die Liebe in alle Bereiche deines Lebens einzubringen, in deine Lebensweise, in deine Ernährung. Durch eine bewusste Lebensführung können wir die Erde entlasten. Und glaube nicht, dass du allein nichts verändern kannst. Veränderungen beginnen immer im Einzelnen, bis sie sich zu einer Einheit verbinden. Lebe bewusst, und handle bewusst, und du sendest Schwingungen der Bewusstheit in deine Welt aus. Allein durch deine Präsenz wirkst du auf andere Menschen.

Entscheide dich für eine vegane Lebensweise. Das verbessert nicht nur deine Gesundheit auf eine äußerst positive Weise, es verringert auch dein Karma, erhöht deine Schwingungen und hilft, die Erde und ihre Lebewesen zu heilen. Verwende keine Leder- und Pelzprodukte, sie werden durch Leid und Ungerechtigkeit erkauft. Immer mehr Hersteller produzieren vegane Produkte – auch Schuhe. Je mehr Bedarf besteht, desto mehr Angebote kommen auf den Markt.

PLASTIK- UND CHEMIEFREI LEBEN

Plastik ist eine Plage für unsere Umwelt. Mit jeder gekauften Plastikflasche, mit jedem in Plastik verpackten Lebensmittel vergiften wir die Erde und uns selbst. Im Anhang findest du eine Buchempfehlung zu einem plastikfreien Leben. Wir alle können darauf umsteigen. Das heißt nicht, von heute auf morgen das gesamte Leben umzukrempeln und alles zu verteufeln, was aus Plastik ist, sondern vielmehr herauszufinden, welche Dinge aus Plastik entbehrlich sind, welche durch plastikfreie Alternativen ersetzt werden können und welche wir vielleicht gar nicht brauchen. Sieh dich um! Man muss es nur wollen, die Lösung kommt dann von selbst. Man kann das Leben auch in unserer modernen Zeit so gestalten, dass es der Umwelt nur minimalen Schaden zufügt.

Um die Erde und die Natur zu heilen, sollten wir darauf achten, nur Naturprodukte zu verwenden. Dabei können wir auf Tenside und Chemie ganz verzichten. Das mache ich schon seit Jahren. Ich folge der Regel, nur das an meine Haut und mein Haar zu lassen, was ich auch essen kann. All die Shampoos, Waschgels und Putzmittel haben in meinem Haus nichts verloren. Rezepte für Haarshampoo, Deo und vieles mehr findest du in meinem Schönheitsbuch (siehe Anhang). Kosmetika enthalten nicht nur jede Menge krank machender Stoffe, sondern auch Mikro-Plastikkugeln, wie sie in Zahnpasta und Duschgel zu finden sind. Und all das geht in den Abfluss und verseucht unser Wasser.

Denke auch an die giftigen Waschmittel und Weichspüler, die nicht nur dich, sondern auch die Erde belasten. Es gibt auch natürliche Waschmittel, die allerdings etwas teurer sind. Aber bitte spare niemals hier, denn es geht um deine Gesundheit und die deiner Kinder. Besonders die neuen Kinder reagieren sehr sensibel auf Chemie und künstliche Zusätze in Lebensmitteln. Die sogenannte ADHS (Aufmerksamkeitsdefizit-Hyperaktivitätsstörung) ist in Wirklichkeit ein starkes Vergiftungssymptom. Prüfe daher alles, was in deinen Körper, aber auch in dein Haus kommt. Bevor du etwas kaufst, frage dich: Macht es mich glücklich? Kann ich ohne das nicht leben? Ist es mit Liebe hergestellt? Je weniger du besitzt, desto weniger landet im Müll.

STROM UND WASSER SPAREN

Täglich werden in unseren Haushalten viel zu viel Wasser und Strom verschwendet. Diese Güter werden in unserer Gesellschaft meist gar nicht mehr geschätzt, sondern für selbstverständlich genommen. Versuche einmal, ein paar Tage ohne Strom und Wasser zu leben, um zu sehen, wie kostbar sie sind. Du kannst darauf achten, alles auszuschalten, was du nicht nutzt. Du kannst auch Netz-Freischalter einbauen, um in der Nacht Strom zu sparen und gesünder zu schlafen. Elektrosmog schadet ebenfalls unserer Gesundheit.

MEDITATION FÜR DIE ERDE

Die folgende Meditation eignet sich gut, um sie draußen in der Natur durchzuführen. Stelle dich auf die Erde oder ins Gras. Sand, Kies, Fliesen und Asphalt sind weniger gut geeignet. Wenn es warm ist, kannst du dabei barfuß sein. Spüre nun die Erde unter deinen Füßen. Spüre, wie deine Aufmerksamkeit zu deinem Herzraum wandert. Spüre die Liebe, die dich durchströmt und deinen ganzen Körper erfüllt. Lass diese Liebe durch deine Füße in die Erde fließen, und nimm wahr, wie sie aus deinem Herzen zu dem Herzen von Mutter Erde strömt. Nähre die Erde mit deiner Liebe, deiner Wertschätzung und deiner Dankbarkeit. Fühle, wie dies die ganze Erde erfüllt. Die Erde beginnt zu leuchten, und mit ihr alles, was die Erde trägt und gebärt.

Prinzipien eines Heilers

VORBEREITUNGEN

Um heilen zu können, muss ein Heiler selbst heil sein. Bevor man sich anderen Menschen heilend zuwendet, sollte man sich zuerst ausgiebig mit der eigenen Person beschäftigen. Ein wahrer Heiler ist in der Lage, allein schon durch seine Anwesenheit positive Veränderungen bei einem Kranken auszulösen. Die Aura eines wahren Heilers ist groß und bringt seine ganze Umgebung in hohe Schwingungen. Deswegen sollte ein Heiler unaufhörlich an sich selbst arbeiten und seine Patienten als Wegweiser sehen. Man kann nicht etwas verordnen, was man selbst nicht eingenommen oder durchgeführt hat.

Ein Heiler ist verpflichtet, eine tägliche geistige Hygiene durchzuführen, wie Chakrareinigung und Meditation in der Stille, und ein Leben im Einklang mit dem gesamten Universum zu führen. Er sollte ein Vorbild für seine Mitmenschen und seine Patienten sein und seinem Körper keinen Schaden durch den Konsum schädlicher Substanzen zufügen. All dies gilt auch für dich, wenn du dich selbst heilst.

Jedes Mal, bevor du mit der Heilung beginnst, optimiere und verbinde deine beiden Gehirnhälften. Führe dazu eine Übung deiner Wahl aus dem Kapitel *Das entwickelte Gehirn* durch (siehe Seite 139).

Reinige anschließend deinen Körper durch das Bekenntnis: »Mögen alle giftigen Stoffe und Informationen, die nicht der Matrix der gesamten Wahrheit entsprechen, auf eine natürliche und sanfte Weise meinen Körper verlassen. Jetzt! So sei es. Danke.«

Aktiviere nun dein Chakrasystem und erschaffe einen heiligen

Raum in dir, wie im Kapitel *Der Energiekörper des Menschen* beschrieben (siehe Seite 55).

Um dein gesamtes Leben auf eine höhere Stufe zu erheben, führe das folgende Training durch.

ZEHN SCHRITTE, UM DEINE SCHWINGUNG ZU ERHÖHEN UND KONSTANT ZU HALTEN: DEIN TÄGLICHES TRAINING FÜR EINE HÖHERE STUFE DEINER ENTWICKLUNG

Trainiere die folgenden Schritte so lange, bis sie zu deinem Lebensmuster werden, jedoch mindestens 40 Tage lang.

1. Sei ehrlich zu dir selbst. Betrachte dich selbst, deine innere und deine äußere Welt. Wie sehen sie aus? Gestehe dir ein, wie du bist, was du fühlst, wie du lebst, wie du handelst. Was denkst du über dich selbst, was denkst du über deine Mitmenschen und über die Welt? Rücke dich selbst in das Licht deiner Aufmerksamkeit, und schau dich nackt und ungeschminkt an. Erkenne dich an.

Und dann nimm dich so an, wie du bist. Jetzt! Mit allem Drum und Dran. Mit all deinen Erlebnissen und deiner ganzen Vergangenheit. Denn das alles ergibt die Summe, die dich ausmacht. Einen Teil davon zu verleugnen oder gar zu entfernen hieße, deine Ganzheit zu zerstören. Nur in deiner Ganzheit bist du heil, machtvoll und schöpferisch.

Nun frage dich, wie du sein möchtest. Was möchtest du fühlen, denken, handeln? Schreibe die Vision deiner selbst Punkt für Punkt auf. Denke darüber nach, sprich darüber, und handle so, als ob deine Vision schon Wirklichkeit wäre.

Jedes Mal, wenn dir etwas nicht gefällt oder wenn du dich nicht gut fühlst, gestehe es dir ehrlich ein, so wie es ist: »Ich bin beleidigt, zornig, neidisch. Ich fühle mich heute nicht besonders gut!« Und anschließend formuliere sofort deinen Wunsch, wie du darauf reagieren möchtest: »Ich erkenne es an und nehme es mit Dankbarkeit, Leichtigkeit und Freude an!«

2. Halte deinen Rücken möglichst gerade, aber auch entspannt. Entspanne dein Gesicht und lächle. Unsere körperliche Haltung und unser Gesichtsausdruck zeigen, wie es in unserem Innern aussieht. Veränderst du dein Äußeres, wirkt es sich auf dein Inneres aus. Ein Lächeln auf deinem Gesicht signalisiert deinem ganzen Körpersystem, dass es dir gut geht, und du ziehst entsprechende Ereignisse in dein Energiefeld.

3. Gebrauche ausschließlich positive Wörter und Redewendungen. Alles, was wir aussprechen, erzeugt in uns Gefühle, die auf unbewusster Ebene Verknüpfungen zu vergangenen Erlebnissen aktivieren und dementsprechende Schwingungen erzeugen.

Statt zu sagen: »Ich fühle mich heute angegriffen«, sage lieber: »Ich fühle mich heute nicht in mir.« Statt: »Es geht mir nicht schlecht!«, sage: »Es geht mir gut!«

Lenke deine schöpferische Aufmerksamkeit nur auf Dinge, die Glücksgefühle, Begeisterung und Liebe in dir auslösen. Deine Emotionen erwecken das schöpferische Potenzial deines Geistes, mit dem du deine Wünsche und Absichten erschaffen kannst. Lenke deine Konzentration nie auf negative Dinge und Gedanken, weil sich das Negative von der Kraft der Konzentration ernährt, dich auf diese Weise schwächt und die Erfüllung deiner Wünsche blockiert. Daher beschäftige dich nicht mit Nachrichten und ähnlichen negativen Meldungen.

4. Suche in jeder Situation und an jedem Menschen etwas Positives. Sage dir immer: »Jedes nicht sehr positive Erlebnis bring mit sich viel Gutes!«

Hänge nicht an Dingen, die dich verletzen, sondern gehe weiter, und finde etwas, das dich glücklich macht!

Wenn es einen Menschen gibt, den du nicht sonderlich magst, suche in ihm mindestens fünf positive Eigenschaften, und schreibe sie auf. Jedes Mal, wenn du diesen Mensch triffst oder an ihn denkst, konzentriere dich auf seine positiven Seiten.

5. <u>Bedanke dich für alles</u>, für all das Wunderbare in deinem Leben und auch für nicht so gute Dinge. Wenn du dich für die guten Dinge bedankst, dann vermehrst du sie. Wenn du dich für das bedankst, was nicht so gut ist, dann erhöhst du die niedrigen Schwingungen und löschst sie damit aus.

6. <u>Denke schöpferisch!</u> Wenn du etwas siehst, wie zum Beispiel Müll auf der Straße, stelle dir ein Bild vor, in dem die Straße sauber ist und du glücklich bist. Oder wenn du siehst, dass jemand krank ist und nicht schön aussieht, dann stelle dir vor, dass dieser Mensch schön und gesund ist. Und konzentriere dich dabei auch darauf, welche Emotionen und Gedanken dies bei dir auslöst.

7. <u>Denke und sprich über andere Menschen, so als ob sie hören könnten, wie du über sie denkst und sprichst.</u> Und denke und sprich über andere Menschen nur so, wie du selbst möchtest, dass andere über dich denken und sprechen.

8. <u>Wenn du etwas bekommen oder erreichen möchtest, erkläre, warum du es haben möchtest.</u> Danach visualisiere es, und sprich darüber, als ob es schon da wäre. Begib dich innerlich in diesen Zustand, und nimm wahr, wie du dich dabei fühlst, wenn es schon da ist. Formuliere deine Wünsche immer in der Gegenwartsform.

9. <u>Sprich über deine Gegenwart und über Dinge, die du erreichen möchtest.</u> Erzähle nicht über deine Vergangenheit. Jedes Mal, wenn du über deine Vergangenheit berichtest, verlierst du Energie. Lange Erzählungen über deine Kindheit, die Schulzeit und ähnliche Geschichten entziehen dir Kraft, besonders wenn du über negative Ereignisse sprichst.

Schließe ab mit dem, was war, sei glücklich über das, was ist, und offen für das, was kommt!

10. Bete für deine Feinde und für Menschen, die etwas Unrechtes tun. Damit erhöhst du erstens deine eigenen Schwingungen. Zweitens schickst du diesen Menschen positive Energie, die ihnen hilft, sich positiv zu verändern. Ein solches Gebet könnte zum Beispiel zu lauten:

»Ich wünsche dir von ganzem Herzen, dass du deine Wahrheit erfährst und die universelle Liebe dich vollkommen erfüllt. Ich wünsche dir, dass du glücklich und zufrieden bist und deinen Lebensweg gehst. So sei es!«

Sei dir bewusst, dass deine Lebensweise immer eine Wirkung auf die Ganzheit hat. Handle stets in Liebe. Werde heil – so wirst du zu einem Heiler, der allein schon durch seine Gegenwart die Welt heilt.

DEINE TÄGLICHE REINIGUNGSABSICHT

Sprich täglich deine Reinigungsabsicht, und reinige dein Körpersystem auf folgende Weise:

»Mögen alle giftigen Stoffe, die nicht der Matrix der gesammelten Wahrheit entsprechen, auf natürliche und sanfte Weise aus meinem Körper entfernt werden. Jetzt! Danke!«

Schlusswort

Ich hoffe, dass dieses Buch dich auf deinem Weg weitergebracht und bereichert hat und du Erkenntnisse daraus gezogen hast. Ich wünsche dir von ganzem Herzen, dass du die Liebe in dir immer spürst und für dich da bist. Dass du dich ermächtigst und beginnst, dein wahres Leben im Einklang mit deinem göttlichen inneren Wesen zu leben.

Alles Gute und Liebe wünsche ich dir!
Herzlichst

Lumira

Anhang

EMPFEHLUNGEN

Yogastuhl von FeetUp, www.feetup.de

Sandra Krautwaschl, *Plastikfreie Zone. Wie meine Familie es schafft, fast ohne Kunststoff zu leben.* Heyne, München 2012

Lumira, *Lass dich nicht behexen. Die besten Abwehrtechniken gegen negative Kräfte.* Heyne, München 2009

Lumira, *Erneuere deine Zellen. Eine russische Heilerin offenbart ihr energetisches Verjüngungsprogramm.* Trinity, München 2012

Lumira, *Die Lumi-Methode. Ein kreativer Weg zu innerer Ganzheit.* Lumira Verlag, Kaufering 2013

Lumira, *Du bist die Quelle des Lebens. Fundamentale Werkzeuge der Erneuerung und Verjüngung.* Trinity, München 2013

Lumira, *Roberts wundersame Heilung.* Allinti, Allschwil 2013

Lumira, *Befreie deine Seele. Heilung durch schamanische Kinesiologie.* Schirner, Darmstadt 2014

Lumira, *Lumiras Schönheitsbuch. Strahlendes Aussehen durch Mentalübungen und gesunde Kosmetik aus Natur und Garten.* Alliniti, Allschwil 2014

Galina Schatalova, *Wir fressen uns zu Tode. Das revolutionäre Konzept einer russischen Ärztin für ein langes Leben bei optimaler Gesundheit*. Goldmann, München 2014

Sandy Taikyu Kuhn Shimu, *Im Angesicht des Todes – und jetzt? Übungen zur Integration und Akzeptanz des Unvermeidlichen*. Schirner, Darmstadt 2012

Norman W. Walker, *Frische Frucht- und Gemüsesäfte: Vitalstoffreiche Drinks für Fitness und Gesundheit*. Goldmann, München 1995

Register

A
Abhängigkeiten 211
Ablehnung, innere 156 f.
ADHS 224
Ahnenkraft 151 ff.
Ahnenverbindungen 212 f.
Akasha-Chronik 98 f.
- Sicherheitsmaßnahmen 99 f.
Allergien 156 ff.
- Ursachen 156 f.
Alphawellen 27
Andenken 54
Angst 112 f., 124
Annahme 196 f.
Arbeitsanleitung 17 f.
Atem 166
- anhalten 117
- bewusstes Atmen 117
Aufmerksamkeit 46, 50
- fokussieren 46 ff.
- Gegenwart 48
Augen 172
Aura 25, 56, 78 ff.
Aurafarben 89 f.
Auralesung 90
Aurasehen 85 ff.
- eigene Aura sehen 89
- Einstimmung 87
- feinstoffliche Energien 85
- ganzheitliches Sehen 86
- Menschen intuitiv sehen 88
- Objekte intuitiv sehen 88
- Üben 89
Auraspray 133
Ausscheidungen 125

B
Barfuß gehen 155
Bauchmassage 121
Bauchspeicheldrüse 176
Beckenboden 178
Behinderte Kinder 196f.
Besetzung 73 f.
- Anzeichen 215
- Blutspende 214 f.
- freilassen 215
- Organtransplantation 214 f.
- Verstorbene 213 f.
Betawellen 26
Blase 177
Blutkreislauf 179
Brüste 174

C
Chakren 55 ff., 139
- Aktivierung 75 ff.
- ausschalten 203 f.
- Ellenbogenchakren 71
- Erdchakra 66 f.
- Farben 56
- Fingerkuppenchakren 70
- Fußchakren 70
- Halschakra 59 f.
- Handchakren 70
- Harmonisierung 75
- Herzchakra 60 ff.
- Himmelschakra 68
- Hüftchakren 70
- Kniechakra 69 f.
- Kronenchakra 57 f.
- Milzchakrasystem 72 ff.

- Ohrenchakren 71
- Sakralchakra 63 ff.
- Schädelbasischakra 71
- Schulterchakren 71
- Solarplexuschakra 62 f.
- Stirnchakra 58 f.
- Verbindungschakren 66 ff.
- vereintes Herzchakra 74 f.
- Wurzelchakra 65 f.
Channeling 92
- Geistiges Heilen 104 f.
- Techniken 102
Chemie 223 f.

D
Darm 118 ff.
- Bauchmassage 121
- Darmreinigung 120
- Dickdarm 176
- entgiften 119, 168
- Öleinlauf 120 f.
Denken, schöpferisches 36f.
Diagnosen 90 f.
Dritte Dimension 26 f.

E
Einklang Körper, Geist, Seele 24 f., 108 ff.
Einlauf 120 f.
Einweihungen 40
Emotionen
- alte E. freilassen 118
Energie 78 f.
- feinstoffliche 85
Entgiftung 112 ff.
- Darm 118 f.
- Haut 128
- Leber 126
- Lunge 113
- Niere 123
Erde heilen 222 ff.
Erdfrequenz 26
Erdung 154 f.
Erinnerungsstücke 54

Erleuchtung 56
Ernährung 122 f.
Erstverschlimmerung 11

F
Fähigkeiten/Talente 110 f.
Familienverbindungen 212 f.
Fluor 36
Freier Wille 139 f.
Frequenzen 96
Fünfte Dimension 26 ff.
- Aufstieg 29
- Gedankenkontrolle 30
- Gedankenstrukturen 31
- Körperpendel 50 f.
- Raum räumen 53
- Werkzeuge 39
Fußbäder 125 f.
Füße 180
Fußmassage 154

G
Gallenblase 175
Gedankenkontrolle 30, 31 f.
Gedankenstrukturen
- erschaffen 31 f.
- fünfte Dimension 31
Gedankentraining 32 f.
Gefühlsstrukturen erschaffen 31 f.
Gefühlstraining 32 f.
Gehirn 139ff., 171
- Übungen 140 ff.
Geist 24 f., 84
Geistiges Heilen
- Beispiel 170
- Botschaften 169
- der Neuen Zeit 21 ff.
- Grundlagen 45 ff.
- Heilungsabsicht 109
- Körperthemen 171 ff.
- Lichtmedizin 130 ff.
- Methoden 107 ff.
- neue Zeit 136 ff.
- Symptome heilen 135 ff.

- universelle Prinzipien 195 ff.
- Ursachen 109
Gelenke 178 f.
Geschlechtsorgane 177
Gesicht 52
Gesundheit 22 ff.
Goldene Pyramide 100 f.
Grundschwingung 110

H
Haare 180
Hände 179
Harmonisierung 112 ff.
- Darm 118 f.
- Haut 128
- Leber 126
- Lunge 113
- Niere 123
Haut 128 f., 179
- Peeling 128
- reinigen 129
Heiler 30, 84
- Prinzipien 226 ff.
- Vorbereitung 226 f.
Herz 161 ff., 174
- Transformation 162f.
- Ursachen 162 ff.
Herzkammer, fünfte 161f., 164 ff.
Höheres Selbst 92 ff., 97
Hörempfindsamkeit 96
Hypophyse 171

I
Inneres Kind 110

K
Kanal
- aktivieren 95
- klarer Kanal 94
Karma 40, 80 f.
Karotten 167 f.
Knoblauch 167
Kopfstand 144
Körper 23 ff., 84

- Astralkörper 81 f.
- ätherischer 80 f.
- Äußeres 52 f.
- Diagnoseinstrument 50 ff.
- emotionaler 81 f.
- energetischer 55
- gesunder 169 ff
- göttliches Instrument 48
- Kausalkörper 82 f.
- mentaler 82 f.
- physischer 79f.
- Schmerzkörper 81 f.
- Signale 48, 51
- spiritueller 83
Körperbewusstsein 166
Körperhaltung 53, 145 f.
Körperpeeling 128
Körpersignale 137 f.
Körperweisheit 23 f.
Krankheit 22 ff.
Kyron-Kristalle 39, 42

L
Lächeln 53
Leben, bewusstes 198 f.
Leber 126 ff., 175
- entgiften 126 ff.
- Leberwickel 127
Lichtkörperprozess 206 f.
Lichtmedizin 130 ff.
- herstellen 132 f.
Liebe 22, 24 f., 28, 36, 110, 112 f., 196 f.
Loslassen 136 f., 147, 148 f.
Lunge 113 ff., 174
- abklopfen 116
- Energiesteigerung 116
- entgiften 114 f.
Lymphe 180

M
Magen 176
Malen, intuitives 103
Massagen 129

Meditationen
- Aktivierung der goldenen Pyramide 101 f.
- Befreiung 216
- Chakraaktivierung und Herstellen des heiligen Raumes in dir 75 ff.
- Den Darm entgiften 119
- Die Haut reinigen 129
- Die Leber entgiften 126 f.
- Die Lunge entgiften 114 f.
- Die Niere entgiften 123 f.
- Die Vergangenheit annehmen 149
- Fokussierung auf eine Kerze 219
- Geistige Aufrichtung der Wirbelsäule 150 f.
- Meditation für die Erde 225
- Reise in deine fünfte Herzkammer 165 f.
- Sich von Einweihungen, Verbindungen, Symbolen, Zahlenreihen und Kristallen befreien 42 f
Milz 175
Mitleid 36

N
Nägel 181
Nase 172
Nasenreinigung 116
Natron 122
Nebenniere 180 f.
Neti-Kanne 116
Neue Menschen 56
Neun Welten 207ff.
Nicht physische Wesenheiten 73 f., 93
Niere 123 ff., 178
- anregen 125 f.
- entgiften 123

O
Ohren 96, 172

P
Plastik 223 f.
Prana 55
Pranakanal 150
Pranaröhre 57
Psychomüll 95 f.

R
Reiki 39 f.
Reinigungsabsicht 230
Rote Bete 167 f.
Rücken siehe Wirbelsäule
Russisch lernen 143 f.

S
Säfte 122, 127
Sauna 128
Schilddrüse 173
Schock 157
Schwingung 22, 24 f., 26 ff., 36, 84
- erhöhen 227 ff.
Seele 24 f., 84
- erdgebundene 211f.
Seelenanteile, abgespaltene 158
Selbstannahme 156 ff.
Selbstbefreiung 37 f.
Selbsterkenntnis 43
Sentpackungen 118
Silberschnur 204
Sprache, Macht der 34
- positive 34 f.
Sterben
- Anleitung 21 f.
- bewusstes 198 ff.
- Chakren 203 f.
- Prozess 202 f.
- Tod 204 f.
Stromsparen 224
Süchte 211
Symptome 158 f.

T
Therapie 136 f.
Therapieformen, veraltete 39 ff.

Thetawellen 28
Thymusdrüse 173

U
Übungen
– Aktivierung des inneren Gehörs 97
– Alles loslassen 200 f.
– Atme dich in dich hinein 47
– Chakraaktivierung 87
– Däumchen drehen 141
– Daumen verstecken 142
– Dick und Doof 142
– Die Zeit ausdehnen 221
– Gedankenprogrammierung 33 f.
– In die Liebe gehen 29
– Kapitän 142
– Kopf und Bauch 143
– Körpersignale wahrnehmen 48
– Kraft und die Gaben der Ahnen 152 ff.
– Lungen abklopfen 116
– Malen 103
– Organe channeln 105
– Peace 143
– Reinigung und Aktivierung der Ohrenchakren 95
– Schreiben 104
– Schwingungen ausgleichen 184
– Sich entspannen 144 f.
– Sich für die Aurasichtigkeit öffnen 86
– Sprechen 104
– Spüre deine Socken 47
– Umprogrammierung 159
Umprogrammieren 158
Universelles Wissen 92

V
Verbessern, bewusstes 52
Verdrängen 148f.
Vergangenheit 147 ff.
Vierte Dimension 27 f.

W
Warten 220 f.
Wasser sparen 224
Wirbelsäule 146 ff.
– Ahnenkraft 151 ff.
– Barfuß gehen 155
– Fußmassage 154 f.
– Glaubenssätze 149
Wirbelsäule 178

Z
Zahlenreihen, Heilen mit 41 f.
Zähne 182 ff.
– Fremdmaterialien 183 f.
– Tipps 183
– tote 185
– Zahntabelle 185 ff.
Zeit 217 ff.
– Fokussierung 219 f.
Zirbeldrüse 171
– befreien 38
Zunge 173